JN450139

물리치료윤리학

Ethics in Physical Therapy

McGraw Hill

Ethics in Physical Therapy: A Case Based Approach

Korean Language Edition Copyright © 2019 by McGraw-Hill Education Korea, Ltd. and Hakjisa MedicalAll rights reserved. No part of this publication may be reproduced or distributed in any form or by any means, or stored in a database or retrieval system, without prior written permission of the publisher.

1 2 3 4 5 6 7 8 9 10 HM 20 19

Original: Ethics in Physical Therapy: A Case Based Approach, 1stEdition© 2018
By Nancy Kirsch
ISBN 978-0-07-182333-3

This authorized Korean translationedition is jointly published by McGraw-Hill Education Korea, Ltd. and Hakjisa Medical This edition is authorized for sale in the Republic of Korea.

This book is exclusively distributed by Hakjisa Medical

When ordering this title, please use ISBN

Printed in Korea

물리치료윤리학

Ethics in Physical Therapy

2021년 6월 30일 1판 1쇄 인쇄
2021년 7월 5일 1판 1쇄 발행

지은이 | Nancy R. Kirsch
역은이 | 이재홍 · 김민정 · 김승규 · 김은정 · 김지웅 · 서혜란 · 이종경 · 정남진 외
펴낸이 | 김진환
펴낸곳 | 학지사메디컬 HAKJISAMEDICAL
04031 서울특별시 마포구 양화로 15길 20 마인드월드빌딩
대표전화_ 02-330-5188 팩스_ 02-326-0338
등 록 | 2010년 2월 8일 제313-2010-36호
메 일 | hakjisamd@hakjisamd.co.kr
홈페이지 | http://www.hakjisamd.co.kr

ISBN 978-89-6069-798-0 93510

가 격 | 14,000원

· 역자와의 협약으로 인지는 생략합니다.
· 이 책을 무단 전재 또는 복제 행위 시 저작권법에 따라 처벌을 받게 됩니다.

물리치료 윤리학

Ethics in Physical Therapy

Nancy R. Kirsch 저

이재홍 · 김민정 · 김승규
김은정 · 김지웅 · 서혜란
이종경 · 정남진 외 공역

McGraw Hill

학지사메디컬
HAKJISA MEDICAL

역자소개

대표역자

이재홍 대구보건대학교

편집위원

김민정 제이병원

김승규 대구대학교 산학협력단

김은정 대구보건대학교

김지웅 대구보건대학교병원

서혜란 대경 엠트레이닝센터

이종경 대구가톨릭대학교

정남진 경운대학교

집필진

김경태 제주한라대학교

김성호 신구대학교

남형천 경북전문대학교

배주한 구미대학교

신형수 경운대학교

양회송 순천청암대학교

이건철 경남정보대학교

이병준 경복대학교

계속해서 배우고 전진하고 발전할 수 있도록 도와준
그러면서도 항상 지지를 아끼지 않고 격려해주고 따뜻하게
나를 맞이해준 남편 Shel과
사랑하는 가족에게

미래의 희망을 안겨준 30년 동안의
나의 제자들에게

전문성과 윤리적 지혜를 구현하는
Rutgers 대학동료들에게

끊임없이 지도를 아끼지 않은 APTA's PT in Motion
부편집장 Eric Ries에게

가장 중요한 분들, 지난 반세기 동안 내 삶에 의미를 부여해주고
본인들의 삶에 일원이 되도록 기꺼이 허락해준
환자분들에게….

추천사

PT in Motion을 출판하고 Nancy Kirsch, PT, DPT, PhD, FAPTA가 집필한 윤리학 칼럼 「Ethical lens」는 수천 명의 물리치료사, 물리치료 보조원 그리고 학생들 사이에서 읽혀지고 있다. 물리치료가 행해지는 모든 상황에서 물리치료 커뮤니티에 끊임없이 윤리적 차원의 문제들을 상기시켰다. 물리치료의 윤리적 문제는 예의바르고 전문적인 행동과 같은 비교적 간단한 과제에서부터 경쟁적인 윤리적 의무와 도덕적 모호성의 혼란스러운 상황 사이 딜레마에 이르기까지 다양하다.

Kirsch 박사는 출판과 전문적인 프레젠테이션을 통해 지속적으로 연구함으로써 물리치료에서 윤리적인 문제에 대한 우리 직업의 이해를 향상시켰다. 이 새로운 책은 물리치료 커뮤니티와 이러한 "도덕적인 대화"를 계속하고 있다. 이 사례 연구는 임상가, 교육자, 물리치료 지도자로서 박사가 얻은 전문적 경험과 지혜의 풍부함을 보여준다. 도덕적 추리 기술 개발에 있어서 사례 심의의 중요성이 잘 확립되어 있음으로, 이 책은 윤리적 추리 기술을 연마하는 학생들과 임상가들에게 중요한 도구가 될 수 있다. 실제적이고 실용적이며 참여적인 사례를 만들어 내는 Kirsch 박사의 능력은 그 점을 놓칠 수도 있는 가상의 사례에 좌절된 학생, 교육자, 임상의에 의해 높이 평가될 것이다. 나는 이 책이 치료를 하면서 윤리적인 문제에 직면하는 학생, 교육자, 실무자들이 신뢰할 수 있는 전문적 자원이 될 것이라는 것에 의심의 여지가 없다.

Laura Lee (Dolly) Swisher, PT, PhD, FNAP, FAPTA

Associate Dean, Professor, and Director
School of Physical Therapy & Rehabilitation Sciences
USF Health Morsani College of Medicine
University of South Florida
Tempa, Florida

저자서문

지난 세기에 걸쳐 물리치료는 기술적인 분야에서 치료적인 분야로 발전했다. 이러한 발전은 임상가가 획득하고 적용해야 하는 지식의 체계에 현저한 성장을 반영한다. 기술력의 성장보다 더 중요한 것은 물리치료에게 현재 요구되는 전문가다운 행동의 수요이다. 물리치료사가 다른 의료기관의 지시를 받아 일할 때, 윤리적 결정은 그들의 통제에서 벗어난 경우가 많았다. 환자 치료에 대한 결정과 치료에 대한 접근은 물리치료사가 아닌 다른 사람의 영향을 받고 통제되었다. 또한 변화는 물리치료를 행하는데 지침을 제공하는 윤리강령에 반영되었다. 1920년대 후반에 도입된 최초의 윤리강령은 주로 개인적인 영역, 환자와의 관계 그리고 동료들과의 관계를 다루었다. 그 후 수십 년 동안 법령의 개정은 이 참고문헌의 틀을 크게 바꾸지 않았다. 초기에는 물리치료에 초점을 맞추었으며, 이후 환자–치료사 관계에 점차 중심을 두었다.

물리치료의 본질, 즉 물리치료사와 환자 사이의 밀접한 신체적 · 개인적 상호작용은 경계 위반, 이중 관계, 제도적 및 관리 차원의 권력 격차 및 기타 잠재적으로 어려운 상황 속 규율을 만든다. 전문협회는 10년 이상 물리치료가 행해지는 환경에서 모든 임상의에게 적용되는 윤리적 문제에 대한 논의를 하였다. 이 책은 실제적인 윤리 지침을 제공하도록 고안되었으며, 학생과 임상가가 모두 실제 윤리적 과제를 손쉽게 관리할 수 있도록 하였다. 이 책의 사례들은 토론을 장려하기 위해 마련되었으며, "해야 할까"하는 의문에 답하기 위한 틀을 제공한다. 무엇을 해야 되지? 어떻게 해야 되지? 이 틀은 적절한 경우, 개별 영역을 넘어 제도적 · 사회적 관점에서 문제를 해결할 수 있는 기회를 제공한다.

이 책은 크게 2부로 나뉜다. 서로 통합되도록 설계되었지만, 각 구간은 별도로 사용될 수도 있다. 물리치료윤리는 역동적이고 진화하는 연구 분야로, 끊임없이 변화하는 임상 영역의 일부분이다. 실용적인 지침은 임상가들의 대화를 포함한 활동을 통해 실전에 가장 잘 통합되는 경우가 많다. 이 책은 물리치료 사례에 초점을 맞추고 있으며, 다원적 논의에 적합한 현실적 상황을 반영하고 있다.

이 책의 목적은 학생과 임상가에게 현대의 윤리적 과제를 분석할 수 있는 눈을 길러주는 것이다. 이 책에 담긴 철학은 실질적으로 임상 환경에서 적용될 수 있는 이론으로 한정된다. 윤리적 의사결정을 위한 모델이 도입되어 적용되고 있지만, 단지 윤리적 상황만을 접근하고 해결하는 것은 아니다. 윤리적 의사결정은 임상적 의사결정의 구성요소로서, 어느 정도 합리적인 모호성을 공유한다. 우리의 과제는 물리치료사로서 일하는 데 있어 불확실성을 가진 많은 부분들을 대할 때 보다 편안하고 자신감을 갖도록 하는 것이다. "우리는 누군가를 윤리적으로 가르칠 수 있을까?"라는 질문을 항상 하게 된다. 이 책이 윤리적 행동에 대한 정답은 아니다. 학생과 임상가가 윤리적 의사결정의 불확실성에 접근하여 고유한 판단을 하도록 돕는 프레임워크를 제공하도록 설계되었다. 전문적 이슈에 대한 논의, “내가 무엇을 해야 하는가”라는 질문은 흥미로우며, 우리가 추리적 통찰력의 깊이에 도달하도록 한다. 이 책을 미래 물리치료사, 임상가 또는 교육자로서 사용한다면, 당신은 건강관리 제공자들을 이러한 전문성 있는 논의에 참여하게 할 것이다. 이것은 환자의 삶을 향상시키고 우리가 계속 옳고, 책임감 있고, 안전하고 효과적인 임상 생활을 이끌어가도록 도와줄 것이다.

이 책의 활용법

이 책은 크게 두 부분으로 나뉜다. 1부는 더 교훈적이고 기초적인 자료를 제공하는 반면, 2부는 윤리적 의사결정 도구를 적용하기 위한 물리적 치료 실무에서의 관련 사례를 다룬다. 두 부분은 통합될 수도,나뉠 수도 있다. 2부는 사례 분석에 초점을 맞추고, 윤리 및 물리치료 실무에서 윤리적 의사결정에 대한 기본적인 개념 자료를 제공한다.

1부는 학생들에게 유용한 내용을 담았으며, 임상에서의 실무를 대략 요약하여 시작한다. 각 장은 전반적인 이해를 돕기 위해 객관적인 질문을 다룬다. 1부의 **1장**에서는 독자에게 윤리적 의사결정이 어떻게 진화해 왔는지를 간략하게 소개한다. 이 책의 의도는 독자를 생명윤리학자로 만드는 것은 아니다. 오히려 이 장에서는 생명윤리 분야에서 사용되는 용어를 소개하고, 임상적 관련성을 강조하며, 관련 용어를 실제적으로 적용하기 위해 윤리강령을 참조하였다. 또한 우리에게 통찰력을 길러주어 책임감을 심어주고, 도덕적으로 행동하며, 우리를 신뢰하고 치료를 맡긴 환자들과의 관계에서 소극적이지 말아야 할 것을 말하며, 윤리와 법률의 관계에 대한 간략한 토론으로 끝을 맺는다. **2장**은 전문성의 틀을 확립하고 환자–치료사 관계에 대한 윤리적 의사결정의 기반을 확고히 한다. 신뢰의 중요성과 신뢰와 관련된 역동성을 다루었다. **3장**은 다소 무관해 보일 수도 있지만, 물리치료사와 물리치료 보조원의 처신을 이해하는 토대가 되어줄 것이다. 또한 물리치료사를 위한 윤리강령과 물리치료 보조원의 윤리행동기준의 각각의 원칙과 기준을 탐구한다. 효과적인 협력을 위해서는 물리치료사와 물리치료 보조원이 그들 자신의 윤리적 의무와 동료들의 의무를 이해해야 한다. **4장**은 "비윤리적 의무, 우리 중 누구라도 쉽게 윤리적 문제에 관여할 수 있다는 사실"을 다룬다. 우리는 환자들처럼 보통 사람으로, 절대적인 존재는 아니다. 또한 이 장은 내부 점검을 통해 과거에 가졌던 그리고 현재 가지고 있거나, 미래에 생길 수 있는 위험요인을 참고하여 잠재적인 위험요인을 인식하고, 가능한 경우 그러한 위험을 완화하는 방법에 대해 제안한다.

5장은 본문의 윤리적 의사결정 부분의 핵심으로 사례만을 필요로 할 경우, 이 장을 먼저 검토하는 것이 제안된 의사결정 상황에서 효율적인 방법에 대한 맥락을 제공할 수 있다. 광범위한 윤리적 의사결정 프레임워크를 모델링하기 위해 두 가지 사례를 제시한다. 또한 2부의 사례를 사용할 때, 의사결정 프레임워크의 적용을 위해서 이 장을 검토하는 것이 도움이 될 것이다. 대중이 전문가에게 기대하는 것은 윤리적 의사결정이다.

윤리적 의사결정에서 생기는 합병증은 환자와의 개인적인 관계에서뿐만 아니라 기관과 조직의 영향, 치료에 영향을 미치는 사회적 압력으로 인한 교란요인으로부터 발생한다. 날이 갈수록 기술이 발전함에 따라, 자원 할당과 기술적 진보에 의해 문제는 더욱 복잡해진다. 이 장에서는 우리가 지속적으로 직면하고 있는 곤경에 대해 설명한다. "우리가 할 수 있다고 해서, 우리가 해야 하는 것은 아니다." 1부의 마지막 장인 **6장**은 오늘날 우리에게 도전하고 있는 미래를 내다본다. 그것은 우리가 도전해야 할 내일이며, 전문가로서 단지 임상적 진보뿐만 아니라, 기술적 변화에서 발생하는 새로운 윤리적 과제들을 해결할 의무가 있다.

2부는 1부와 통합되도록 설계되어 있거나, 임상적 · 계급적 논의를 위해 단독으로 다룰 수 있다. 이 사례들은 임상실무에서 윤리적 의사결정의 중요한 부분으로 분류되며, 각 장마다 세 가지 사례가 수록되어 있다. 임상 환경에서 사용될 경우, 실무 환경에서 임상적인 관련 사례의 배경으로서 토론을 장려하거나 사고를 자극하기 위해 독립적으로 사용될 수 있으며, 강의실에서는 여러 가지 방법으로 활용 가능하다. 예를 들면, 전문 윤리학 또는 직업적인 문제에 이러한 사례를 어떻게 활용할지, 사례를 해당 과정 내용에 적용할 수 있는 임상 과정에 어떻게 통합할지 등이다. 한 사례를 강의실에서 소개한 다음, 수업이나 그룹 작업에서 논의될 개별 작업에 대한 후속 사례를 사용할 수 있다. **7장**에서는 사례 분석을 소개하고 사례 분석 프로세스를 적용할 수 있는 방법에 대한 제안과 함께 사례를 안내한다. **8장**에서는 물리치료사가 그들이 책임져야 할 많은 실체를 탐색하는 특별한 경우에 대해 다룬다. **9장**은 까다로운 영역인 경계 문제에 대해 다룬다. 육체적 · 정서적으로 환자와 매우 가까워지는 직업에서의 경계 의식은 중요한 부분이지만, 경계는 걱정거리가 되기도 한다. **10장**에서는 광범위한 실무 문제를 다룬다. 물리치료사는 수많은 연습 환경에서 여러 명의 환자를 치료하며, 각각의 상황이 독특하지만 설정이나 환자 제시와 관계없이 물리치료사의 기본적인 책임은 일정하게 유지된다. 이 장은 윤리적 핵심 매개변수까지 다루면서 물리치료사의 학습에 초점을 맞추고 있다.

11장은 생산적인 작업 환경을 유지하기 위해 중요한 재활전문가 간의 관계를 다루는데, 이는 복잡하지만 중요한 영역이다. 그 사례들은 우리의 의사결정에 있어서 자율적이어야 할 필요성과 협력적이어야 할 필요성 사이의 조심스러운 경로를 내포하고 있다. **12장**에서는 전문적 책임을 다룬다. 관행에 영향을 미치는 기관과 우리가 맺고 있는 이 복잡한 관계는 동료, 직업 그리고 가장 중요한 환자에 대한 책임의 맥락에서 이해하는 것이 가장 중요하다. 사례들은 다양한 관점에서 전문적인 책임을 탐구한다. **13장**은 자율규제를 다룬다. 모든 전문직 종사자들은 자기 자신을 규제할 책임이 있을 뿐만 아니라, 물리치료 관행의 규제에 대한 책임이 있다. 반면, 대중은 전문가들에게 그들 자신의 관행을 규제할 권리를 부여하고, 그 책임에 대해 신중하고 사려 깊어야 할 책임이 있다. **14장**은 관리를 하고 관리를 받는 복잡한 문제를 다룬다. “위임은 포기를 의미하는 것이 아니다.”라는 전제하에 만들어진 것이다. 이러한 경우는 관리자의 반응과 관리 대상자의 책임에 대해 살펴본다. 최종 책임은 개별 면허소지자에게 있으며, 종종 매우 복잡한 윤리적 상황을 초래한다. 이 책의 마지막 장인 **15장**을 통해 초보자, 학생 물리치료사 및 미래의 직업 등 매우 특별한 관계를 탐색한다. 의료 교육에는 정규 교육의 일부로서 상당한 양의 현장 교육이 필요하다는 특이점이 있다. 이전 장에서 논의된 문제들은 학생-임상가 관계에 영향을 미치지만, 이 장에서는 매우 특별한 학생, 교사, 멘토 그리고 미래의 동료 관계에서의 특이한 상황들을 논의한다.

앞으로의 과제는 새로운 전문적 과제를 반영하는 온라인 자원을 통해 새로운 사례를 제공하면서 지속적인 관련성을 가지고 최근 상태를 유지하는 것이다. 그러나 원칙과 응용에 기반을 두어 지속적으로 의미와 관련성을 유지하여 임상 실무를 알리고, 실무자들이 옳은 일을 할 수 있게 지속적으로 노력하도록 격려해야 한다.

역자서문

물리치료사의 꿈을 안고 새 학기의 봄을 맞이한 신입생들은 『물리치료윤리학』이라는 도덕적인 입문서를 접하게 된다. 그 과정에서 그 무엇보다도 중요한 직업적인 가치관과 윤리관을 확립하는데 도움을 주는 번역서를 접하게 되었다. 현재 국내의 물리치료 국가시험에서 '물리치료윤리'라는 과목이 새롭게 추가되었는데, 이는 보건의료인으로서 갖추어야 할 윤리관이 참으로 중요해졌음을 의미한다.

이 책은 물리치료사의 윤리뿐 아니라, 윤리적 의사결정과 실무문제를 추가하여 물리치료사가 꼭 지녀야 할 인성적인 부분들을 수록하였다. 또한 관련 사례를 수록하여 우리 주변에서 일어날 수 있는 일에 대한 대처방법들도 미리 예상해 보았다. 학생들은 이 책을 통해 사례중심 해결방법을 이해하고, 이러한 학습을 함으로써 미래의 참실한 인성을 함양한 건강지킴이로서의 역할을 충분히 할 것이라 생각된다. 아무리 강조해도 지나침이 없는 보건의료인으로서의 윤리관 확립은 학습을 통해서 진실한 윤리관을 지닌 치료사로서 자리매김할 수 있도록 한다. 또한 혼자가 아닌 전문직종의 사람들과 환자와의 모든 관계에서 구성원으로서 치료기술보다 더 중요한 윤리와 도덕적인 가치관을 지닌 참다운 일원이 될 수 있으리라 확신한다.

끝으로 집필과 교정에 적극적으로 참여해주신 김은정 교수님, 정남진 교수님, 김민정 선생님, 서혜란 선생님, 이종경 선생님, 김지웅 선생님, 김승규 박사님께 감사드리며, 이 교재가 출판될 수 있도록 헌신적인 도움을 주신 학지사메디컬 김진환 사장님과 임직원 여러분께 감사드린다.

2021년 6월

역자일동

차례

PART 1 물리치료윤리

PART 2 윤리적 의사결정

PART 1

물리치료 윤리

CHAPTER 1

건강관리 윤리

최근 들어 정부, 산업, 금융계의 윤리적 위반에 관한 보도에 대중들의 관심이 쏠리고 있다. 오늘날 언론 매체의 특성으로 볼 때, 과거에는 찾아볼 수 없을 정도의 윤리적 위반이 폭로되고 있다. 경제 분야에서도 윤리적 위반에 대한 뉴스를 접할 수 있다. 의학에서 윤리에 관한 주제는 2500년 전 히포크라테스 선서로부터 오늘날의 생물 의학에 이르기까지 수 세기 동안 서서히 발전해왔다(Edelstein, 1967; Sugarman, 2000). 건강관리 제공시스템으로 인한 실무자 배치, 디지털 건강관리 데이터의 사용으로 윤리이론에 관한 일련의 지식 체계는 빠르게 진화하고 있다(Aicardi et al., 2016; Means et al., 2015; Pasztor, 2015; Wells et al., 2015).

이러한 시스템으로 인해 실무자에게는 흠잡을 데 없는 행실이 요구되고 있다. 또한 최근 윤리적 문제 발생 시, 높은 수준의 윤리적 대응이 필요하면서 이러한 인식이 확산되고 있다(Tenery, 2016). 물리치료사는 종종 윤리적 의사결정을 해야 한다. 임상에서 행동 기준에 대한 철저한 이해 없이는 윤리적 행동이 불가능하기 때문에, 이 책에서는 물리치료사의 적절한 윤리적 결정을 내리기 위한 지침을 제시하고 있다(Marques, 2012; Quigley, 2015).

건강관리 제공자들은 환자와의 관계가 신뢰를 바탕으로 하는 특수한 관계임을 알고 있다. 이 관계는 프로정신(professionalism)에 있어 중요한 부분이다. 상해를 입거나 장애를 가진 환자들은 사회적으로 더 취약하기 때문에 건강관리 제공자들은 그들에게 특별한 책임감을 가지고 있다. 하지만 물리치료사들이 윤리에 기초한 임상적 결정의 필요성을 이해한다 해도, 그들의 윤리적 의사결정 능력은 그리 높지 않을 수 있다. 모든 물리치료사들은 역할의 재정립, 교육의 발전, 환자의 모든 요소의 본질과 범위의 증가와 같은 급변하는 건강관리환경에 직면해 있기에 전문적인 태도와 윤리적 의사결정을 원활히 하기 위한 교육과 훈련이 필요하다(Brody & Doukas, 2014, Miles & Prasad, 2016; Murrell, 2014).

물리치료사는 일반적으로 환자에게 직접 서비스를 제공하는 독립적인 전문가이다. 예를 들어, 물리치료교육심의위원회(Commission on Accreditation in Physical Therapy Education, CAPTE)에 들어가기 위해서는 인가된 학교의 물리치료학 박사 학위가 필요하다(CAPTE, 2016). 이로 인해 치료 수준에 대한 대중의 기대는 높아지고 있다. 대중의 투명성에 대한 요구와 다른 건강관리 제공자의 가시성이 확보되면서 비-물리치료사(non-physician)도 그들의 행위에 대해 더 강한 책임감을 느끼고 있다. Pellegrino(1999)는 물리치료사를 "비교적 새로운" 직업이며, "아직 윤리적으로 완전히 성숙하지 않았다."고 언급하였다. 거의 20년 전 진술이지만, 어떤 면에서는 물리치료사가 아직도 많은 임상적 상황에서 윤리적 의사결정에 대해 고민하고 있는 것으로 보아 아직까지도 사실로 보인다(Hightower & Klinker, 2012).

Dove(1995)에 의하면, 물리치료사는 전문, 보조 분야 모두 대중들의 신뢰를 잃었으며, 이는 직업윤리에 대한 적절한 교육을 통해 막을 수 있다고 언급하였다(Sokol, 2015; Sutherland-smith & Saltmarsh, 2011). 이를 위해서는 임상가에게 윤리적 행동에 대한 지식이 전파되고, 필요하다면 신뢰를 유지하고 회복하는 데 도움이 되도록 해야 한다. 이는 윤리적으로 그릇된 행위가 용납되지 않는 기초 수준의 교육 프로그램으로 시작하는 것이 중요하다(deOliveira et al., 2015; Nijhof et al., 2012; Pantic & Wubbels, 2012; Rawson et al., 2013).

Scott(1998)은 오늘날 조직의 재정적 압박과 관련된 우선순위와 환자와의 신뢰 사이에서 조화를 이루기가 매우 어려울 수 있다고 주장했다. 물리치료사들은 환자에 대한 신용상의 의무(법적 또는 윤리적인 신뢰)를 가지고 있다. 오늘날 물리치료사와 물리치료 보조원들은 윤리적 상황으로 인해 치료를 효과적으로 전달하기가 더 어려워지고 있다. 예를 들어, 2003년 450명 이상의 물리치료사를 대상으로 한 연구에서, 응답자의 64%가 지난 10년 동안 환자와의 윤리적 문제가 증가했다고 느꼈고, 97%는 같은 상태를 유지하거나 증가했다고 느꼈다. 문제가 감소했다고 느끼는 응답자는 2%에 못 미쳤다(Kirsch, 2003). 이러한 결과는 다른 보건 분야와도 일치한다(Hightower & Klinker, 2012; kaldjian et al., 2013).

물리치료사로서의 직업적 윤리의무는 30년 전에 정의되었다. Andrew Guccione는 "물리치료가 직접적인 치료에 책임을 지게 됨에 따라 윤리적 문제를 파악하고 명확히 밝힐 필요가 있다."고 하였다. Susan Sisola는 "전문적 기술에 따르는 특권과 영향력을 지닌 건강관리 제공자는 그들의 윤리적 규범을 표면적 해석이 넘어서도록 의무화하고, 현재의 관행에서 확연히 드러나는 윤리적 문제의 복잡한 특성도 고려해야 한다."고 건강관리 실무자의 책임에 대해 주장하였다(Avey et al., 2009: Avolio et al., 2009; Hannah et al., 2008; Knapp et al., 2013a, 2013b; Sisola, 2003).

헬스케어 윤리(healthcare ethics)는 독특하다. 종종 환자들은 그들이 원하는 건강관리 제공자를 선택할 수 없다. 환자들은 치료의 변화에 취약하기 때문에 건강관리 제공자의 잘못된 행동은 끔찍한 결과를 초래할 수 있다(Barnett et al., 2005; Caldicott & D'Oronzio, 2014; Hren et al., 2011; Mansbach et al., 2012).

생명윤리 언어

최근 특정 지식 체계처럼 연구 분야의 특정한 용어를 정확히 사용하는 것은 중요하며, 그 의도에 대해서는 의심의 여지가 없다. 윤리적 문제를 다룰 때 흔히 저지르는 실수는 그 문제들을 모두 딜레마라고 치부하는 것이다. 하지만 Chapter 5에서와 같이 딜레마는 잠재적인 행동들이 모두 '옳다'고 할 수 있는 특정한 윤리적 상황만을 의미한다. 생명의학 윤리에서 말하는 바는 모든 실무에 적용되며, 일반적으로 네 가지의 기본 원칙이 생명윤리학자들에 의해 받아들여지고 있다. 이 원칙은 (1) 자율성, (2) 선행, (3) 악행 금지, (4) 정의이다. 물리치료와 다른 건강분야에서 진실성과 충실성은 윤리적 원칙으로 언급되지만, 생명윤리학자들에 의한 윤리 원칙은 아니다.

윤리적 의사소통에서 가장 혼란스러운 것 중 하나는 무엇에 관하여 이야기하고, 어떤 근거로 윤리적 의사결정을 하는지를 명확히 표현하는 것이다.

- 윤리적 원칙: 통상적으로 윤리적 의사결정의 근거가 되는 네 가지 기본 원칙은 자율성, 선행, 악행 금지, 정의이다. 이외에 진실성과 충실성을 포함시킬 수 있다.
- 윤리강령: 미국물리치료협회(American Physical Therapy Association, APTA) 윤리강령은 8개의 원칙과 그에 포함된 38개의 원칙으로 되어 있는데, 이는 윤리적 문제를 다루는 물리치료사에게 명확한 지침을 제공한다.

- 윤리적 행동 표준: 미국물리치료협회의 윤리적 행동 표준은 윤리강령의 주제들을 다각도로 다루지만, 특히 물리치료 보조원의 업무를 안내한다.
- 핵심가치: 핵심가치는 윤리강령과 관련이 있다. 또한 윤리적 문제 관리지침을 임상의에게 제공한다. Chapter 5에서 다양한 윤리적 의사결정 과정을 살펴보고, 이러한 도구의 적용에 대하여 탐구할 것이다. 미국물리치료협회는 핵심 가치를 책임감, 이타심, 동정심, 배려, 탁월함, 성실성, 사명감, 사회적 책임이라고 정의하였다.

자율성의 원칙

자율성은 중요한 가치이다. 개개인의 권리를 존중하고 자유를 자율성과 동일시 여긴다. 법체계는 자율성을 존중하며 당연히 본인 스스로의 건강관리에 대한 결정권을 지지한다.

자율성을 존중받기 위해서는 환자들이 자신의 상태에 대해 정확히 알리는 것과 치료의 위험과 이점에 대해 아는 것을 필요로 한다. 법에 따르면, 그들의 선택이 다른 사람에게 부정적 영향을 미치지 않

임상적 관련성

물리치료사의 다섯 가지 역할 중 하나는 환자를 교육하는 것이다. 이는 환자에게 정보를 제공하여 그들로 하여금 치료에 대한 정보에 입각하여 결정을 내릴 수 있게 하기 때문에 자율성의 원칙과 관련이 있다. 이는 윤리강령의 원칙 2C, 2D와 일치한다:

2C: 물리치료사는 환자나 그 대리인이 물리치료나 임상연구 참여에 관한 정보에 입각한 결정을 할 수 있도록 필요한 정보를 제공해야 한다.

2D: 물리치료사는 환자 · 고객과 협력하여 환자의 건강관리에 대한 결정을 내릴 수 있도록 해야 한다.

는 한, 치료가 유익할 것이라는 믿을만한 정보가 있더라도 치료를 거부할 수 있다. 그러나 이러한 갈등은 윤리적 딜레마를 겪게 한다.

자율성의 개념은 윤리적 의사결정 권한을 가지고 있었던 '전통적 형식의' 의사에서부터 본인의 치료에 대한 의사결정에 참여하고자 하는 환자로 진화하고 있으며, 환자들은 인터넷 정보로 무장하여 모든 의사결정을 선점하려고 한다. 이러한 권한의 변화가 노년층에서는 느리게 이루어졌지만, 베이비붐 세대가 나이가 들면서, 그들은 변화하는 자립성의 기준을 확고히 할 것이다. 그러나 자율에는 책임이 따르게 된다. 건강관리에서 관리 제공자와 대상자는 협력관계이므로 각자 상대방에게 존중과 책임을 다하여야 한다(Veatch, 2016).

선행의 원칙

환자에게 유익한 임상가는 환자에게 가장 필요한 치료를 제공한다. 선행은 친절을 베푸는 것이다. 건강관리 제공자는 긍정적 효과를 바라고 행동한다. 선행을 하는 데 있어 유익성과 유해성을 두고 주관적 · 객관적 결정을 할 때 항상 문제가 발생한다. 주체가 누군지에 상관없이 결정이 항상 동일하다면 유익한 결정은 객관적이라 할 수 있다. 선행의 개념은 배려와 관심의 개념을 요약한 것으로, 이는 환자와 치료사의 관계를 지탱하는 기초적인 것이다. 본질적으로 건강관리 제공자의 역할은 유익하기 위한 것이지만, 제공자가 그들의 행동을 보는 것과 환자가 그 행동을 해석하는 것에는 차이가 클 수밖에 없다. 환자의 이익에 가장 필요하다고 생각하는 선행들이 환자의 자율성을 표현하는 다양한 행동들과 대치되는 상황은 흔히 볼 수 있다.

전통적으로 윤리적 의사결정 과정과 최종결정은 전적으로 의사의 권한이었다. 그러나 이는 더 이상 사실이 아니며, 환자와 다른 건

임상적 관련성

물리치료사의 다섯 가지 역할 중 하나는 환자/고객 관리이다. 이는 환자가 관리의 개념에서 중심에 있기 때문에 선행의 개념과 관련이 있다. 사례 연구를 통해 살펴보겠지만, 윤리강령 원칙 1A, 2A, 2B에서 주로 다루고 있다.

1A: 물리치료사는 나이, 성별, 인종, 국적, 종교, 민족, 사회와 경제적 지위, 성적 지향, 건강상태, 장애에 개의치 않고 정중히 행동해야 한다.

2A: 물리치료사는 물리치료사의 이익을 넘어 환자/고객의 이익을 우선시하는 직업 핵심 가치를 준수하여야 한다.

2B: 물리치료사는 환자/고객의 개인 및 문화 차이를 아우르는 자애롭고 배려 있는 서비스를 제공해야 한다.

강관리 제공자 모두가 각각의 전문지식을 토대로 의사결정 과정에서 중요한 역할을 하고 있다(Valente & Saunders, 2000). 예를 들어, 물리치료사와 작업치료사는 삶의 질에 관한 전문 지식을 가지고 있다. 이는 말기 질병과 임종의 고뇌 문제를 다룰 때 생활방식과 삶의 목표 설정에 대한 논의에 많은 도움이 될 수 있다(Leeuwenburgh-Pronk et al., 2015). 물리치료사는 운동 전문가로서 신체의 움직임을 위한 모든 기관의 상호작용에 대해 특별한 관점을 가지고 있다. 물리치료사는 의사결정을 혼란스럽게 할 수 있는 제도적 · 사회적 요소를 확인하면서 환자가 항상 의사결정 과정의 중심이 되도록 해야 한다.

악행 금지의 원칙

악행 금지는 무해한 행동을 의미한다. 제공자는 자신의 수행적 또는 생략적 과오로 인해 환자에게 해를 끼치지는 않았는지 되돌아봐야 한다. "첫 번째로, 해로운 것을 하지 마라."라고 하는 *primum non nocere* 원칙은 히포크라테스 선서에 근거한다. 건강관리 제공자의 행동이나 치료는 환자에게 득이 되고 부정적 결과를 모면하면

"옳다."는 것이다. 선행의 원칙과 악행 금지의 원칙은 혼동되기도 한다. 서비스 제공자가 도움을 주고자 할 때, 해를 끼치지 않을 수 있지만, 끼칠 수도 있다. 두 가지 원칙은 뚜렷한 차이가 있으며, 실무자는 두 가지 원칙 모두를 고려해야 한다. 이 질문을 항상 염두에 두어야 한다. "도움을 주고자 하는 의도이지만, 잠재적으로 알게 모르게 환자에게 해를 입힐 수 있는가?" 우리가 자문해야 하는 또 다른 질문은 "우리가 할 수 있다는 이유로… 해야 할까?"이다. 이 질문은 죽음을 앞둔 문제를 다룰 때 종종 발생한다. 우리는 의학기술의 발전으로 생명을 연장할 수 있고, 또한 생명을 거두도록 할 수도 있다. 명백한 행동을 하거나 고의적으로 아무런 행동을 하지 않을 수도 있다는 말이다.

말기 질환 환자들은 종종 의학기술의 발전으로 인해 그들의 바람보다 더 생명이 유지되는 것을 염려한다. 그러므로 건강관리 제공자의 죽음 전 단계 관리를 개선해야 한다는 의견이 있다. 환자들에게 선택권이 있다면 죽음을 앞당기는 선택을 하기도 한다(Pipps et al., 2003). 개인의 '존엄사' 선택권은 자율성의 궁극적인 표현이지만, 건강관리 제공자는 가능한 방법이 남았을 때 죽음에 동의하기가 쉽지 않다. 여기서 우리는 건강관리 제공자들이 도움을 주거나 적어도 해

임상적 관련성

선행과 비슷한 악행 금지의 원칙은 환자/고객을 관리하는 역할이다. 여전히 환자를 돌보고 피해를 주지 않는 것에 초점을 맞추고 있다. 환자를 중점으로 하여 원칙 3A, 3B, 3C를 고려해야 한다.

3A: 물리치료사는 환자/고객의 모든 치료 환경에서 독립적이고 객관적인 전문적 판단을 입증하기 위해 최선을 다해야 한다.

3B: 물리치료사는 전문적 기준, 근거(최근 문헌 및 확립된 모범사례 포함), 실무자의 경험, 환자/고객 가치로 알 수 있는 전문적 판단을 입증해야 한다.

3C: 물리치료사는 실무의 범위와 전문지식 수준 내에서 판단을 내려야 하며, 필요하다면 동료와 다른 건강관리 전문가와 협조해야 한다.

를 끼치지 않기를 원함에 따라 악행 금지의 원칙과 자율성의 원칙이 충돌하는 것을 볼 수 있다. 죽음을 앞당기는 적극적인 선택과 죽음을 허용하는 수동적인 선택에는 환자에게 선택 가능한 과정에 대한 모든 필요한 정보를 제공해야 한다.

환자가 그들이 원하는 바를 분명히 밝혔음에도(예: 사전 지시를 통해), 가족이나 대리인이 그들의 요구를 따르지 않고, 죽음을 허락할 수 없을 것이라는 환자의 우려가 존엄사의 결정을 어렵게 만든다(Phipps et al., 2003). 환자가 원치 않는 치료는 관련된 모든 당사자들에게 정신적인 고통과 그에 따른 피해를 가져 올 수 있다.

정의의 원칙

치료에서 정의는 형평성과 공정성을 일컫는다. 히포크라테스는 윤리적 원칙을 의사와 환자 사이의 개인적인 관계에 연관시켰다. 그러나 오늘날의 윤리적 이론은 개인을 넘어 제도적이고 사회적인 영역으로 확장되어야 한다(Gabard & Martin, 2003).

정의는 '분배적 정의', '상대적 정의' 두 가지 유형으로 나뉜다. 분배적 정의는 건강관리 서비스가 사회 전체에 공평하게 분배되는지를 다룬다. 분배적 정의의 논리 내에서, 유사한 사례들은 처리도 유사해야 하지만, 정말 그 사례들이 유사하다고 확신할 수 있을까? Beauchamp와 Childress(2001)에 따르면, 반드시 고려해야 할 여섯 가지 주목할 만한 원칙이 있고, 여섯 가지 모두를 동시에 충족시킬 가능성은 거의 없다는 것을 알 수 있다(표 1-1).

치료의 제공과 관련된 정의의 원칙을 보면, 다양한 상황에서 갈등이 발생한다. 예를 들어, 현실 시스템은 개개인에게 동등한 서비스를 제공하려 하지만, 그에 필요한 자원은 한정적이다. 환자의 치료가 시

표 1-1. 정의의 원칙
개개인에게 동동하게
개개인의 필요에 따라
개개인의 노력에 따라
개개인의 기여에 따라
개개인의 가치에 따라
자유 시장 경제에 따라

스템에서 할당된 것보다 더 요구될 때, 시스템 내에서 조정이 필요할 수 있다. 때로는 우리가 자원을 분배하도록 요구하는 정의의 개념이 실무자들에게는 갈등의 원인이 되기도 한다.

상대적 정의는 건강관리가 각 개개인에게 어떻게 제공되는지를 결정한다. 그것은 나이, 장애, 성별, 인종, 민족, 종교에 따른 환자들의 이질적 치료를 보여준다. 특히 흥미로운 것은 나이로 인해 발생하는 차이들이다. 1975년, Singer는 나이에 대한 선입견과 차별 행동들을 노인차별(ageism)이라고 하였다(Gabard & Martin, 2003). 특히 인구가 고령화되고 서비스의 수요가 증가함에 따라 건강관리에 대한 접근이 공정하지 못한 사회에서는 자원의 분배에 대한 우려가 지속되고 있다. 시스템의 부하는 어떤 문제를 야기시킬 것인가? 인적 자본과 시간, 비용 등 한정된 자원을 어떻게 배분할 것인가?

베이비부머 세대는 의료혜택을 받고 있으나, 향후 10년간 상당한 의료비의 지출이 예상된다(Keehan et al., 2008). Thorpe와 Howard(2006)는 지난 10년간 노화와 관련된 질병의 복합체인 대사증후군의 의학적 관리를 위한 약물 사용이 11.5% 증가했다고 밝혔다. McWilliams와 연구원(2007)들은 미리 보험에 가입하지 않고, 65세에 의료보험에 가입한 의료 수혜자들은 더 집중관리가 필요하고, 치료에 많은 비용이 드는 질병이 있을 수 있다고 밝혔다. 진료 수준이

임상적 관련성

정의의 원칙은 환자/고객관리 역할에 포함되어 있지만, 물리치료사의 관리 역할에도 크게 관여하고 있다. 자원의 적절한 분배를 위해 원칙 7A, 7F, 8B, 8C를 고려해야 한다.

7A: 물리치료사는 자율적이고 책임감 있는 전문적인 판단을 할 수 있는 실무 환경을 제공해야 한다.

7F: 물리치료사는 물리치료사가 환자/고객에 대한 전문적인 의무를 다하지 못하도록 하는 근로계약이나 기타 약정을 삼가야 한다.

8B: 물리치료사는 의료 불평등을 줄이고, 건강관리 서비스에 대한 접근성을 높이고, 개인의 건강, 평안, 질병 예방을 위해 힘써야 한다.

8C: 물리치료사는 건강관리 인력으로서 책임을 다해야 하며, 물리치료 서비스의 남용과 과소사용을 방지해야 한다.

낮은 시스템에 대한 비용은 매우 광범위하다. 건강관리 시스템의 정의에 대한 요구가 계속 증가할 것이기 때문에, 보험이 충분치 않거나 보험에 가입하지 않은 미국인들이 더 유동적으로 의료보험에 가입할 가능성이 잠재되어 있다고 확인된다. 미국 인구의 약 15%가 메디케어 프로그램에 가입되어 있다. 등록자는 2030년까지 7,900만 명으로 늘어날 것으로 예상된다(Umans & Lynn, 2009).

기술의 발전으로 인해 수명이 연장되면서 자원의 공정한 분배에 관한 문제는 계속 늘어날 것이다(Hartman et al., 2008).

비효율적이고 과부하 상태인 건강관리 시스템은 이러한 요인들로 인해 더 큰 압박을 받게 되고, 공정한 재원과 인력 배분에 관한 윤리적 결정은 더 어려워진다.

진실성의 원칙

진실성은 기본적인 생명윤리의 원칙이 아니므로, 대부분의 윤리 교과서에서 짧게 언급하고 지나치는 경우가 많다. 하지만 진실성은 사

임상적 관련성

물리치료사의 다섯 가지 역할에는 전반적으로 진실성의 원칙이 요구된다.
4A: 물리치료사는 진실하고 명확히 관련 정보를 제공해야 하며, 오해의 소지가 있는 표현을 해서는 안 된다.

람에 대한 존중의 핵심이다(Gabard & Martin, 2003). 진실성은 의사가 알리기로 한 것만 알아야 한다고 말하는 보수적인 의료 개념과는 대조적이다. 오늘날 환자들이 기대하는 자율성에 기초를 두고 있기 때문에 진실성에 대한 태도에는 많은 변화가 있다. 자율성이 발휘된 한 예로는 "사전 동의"가 있다.

정보를 제공하지 않는 결정은 진실과 거짓 사이의 갈등을 수반한다. 오히려 진실을 전달하지 않는 편이 정당하고 합법적으로 보기도 하며, 이러한 사실이 법체계와 직업윤리 면에서 의견이 일치할 때도 있다. 건강관리팀이 환자에게 해로울 수 있는 정보를 전달하지 않는 것은 치료적 권리이다. 그러한 특권은 진실성의 본질적인 성향과 갈등을 빚는다.

환자들은 기본적으로 건강관리 제공자는 정직하고, 진실하며, 존중받아 마땅하다고 생각한다. 개인적으로나 직업적으로 물리치료사는 정직하다고 믿는 것이다.

충성의 원칙

충성은 신의이다. 이것은 기본 원칙은 아니지만 환자와 물리치료사가 특별한 관계로 발전될 수 있도록 도와주므로, 이에 대해 설명하고자 한다. 각자는 서로 다른 충성심을 가지고 있다. 의료 제공자에게 더 큰 충성심이 요구되지만, 환자들도 일정 부분 신의를 지켜야

임상적 관련성

충성의 개념은 환자/치료사 관계의 근본이며, 원칙 2A와 같다.

2A: 물리치료사는 직업의 핵심 가치를 준수해야 하며, 물리치료사의 이익을 넘어 환자/고객의 이익을 우선시 해야 한다.

한다. 충성심에 대한 딜레마는 종종 발생하는데, 환자에 대한 헌신이 그 환자에게 최선의 결과를 가져오지 않을 수 있기 때문이다(Veatch, 2016). 충성의 근본은 약속을 중요시하고 지키는 것으로, 이에 대한 시각은 각각 다를 수 있다. 어떤 이들은 어떤 대가를 치르더라도 약속은 중요하다고 말하고, 다른 사람들은 어떤 조치가 환자에게 해로울 수 있다면 약속을 조정할 수 있다고 말한다.

도덕적 한계와 도덕적 힘

우리는 각자의 도덕적 한계를 가지고 있고, 타협에 대한 마지노선을 가지고 있다. 도덕적 한계선 이하로 타협하는 것은 개인의 청렴성을 훼손하는 것이다(Janoff-Bulman et al., 2009). 직업 윤리는 그 한계선을 더 끌어올린다. 직업 윤리는 특정한 역할을 가진 사람들에게 꼭 필요하다. 대중은 특정한 방식으로 행동하는 전문가의 책임감을 나타내는 프로정신에 대한 기대가 있고, 어느 정도 수준의 직업적 행위는 대중이 기대하는 것이며, 대중은 그런 전문가에게 특권을 부여한다. 누군가 직업을 선택했을 때는 그 직업의 역할과 그에 따르는 책임에 동의하는 것이다. 건강관리 제공자가 왜 더 높은 수준의 규범을 준수하고 있는지 그리고 왜 그들에게 직업과 공적 생활에서 그 규범을 유지할 것이 요구되는지에 대하여 종종 논의된다. 건강관리 제공자는 환자와 제공자의 관계를 맺는데, 이는 암묵적인 사회적 계약에 의해 강요되는 것이며, 선택의 여지가 없다. 환자/제공자 관계를 형성하는 사회 계약의 핵심은 신뢰이다.

2007년에 실시된 국가적 연구(Rosental et al., 2007)에서 미국의 지도자들을 불신한다는 답변을 한 참가자가 77%였다. 최근, 기업들의 잦은 스캔들의 여파로 상업 문헌 활동이 왕성해졌고, 이러한 연구의 발표는 비영리 건강관리 단체 사업과도 관련이 있다(Welsh & Ordonez, 2014; Xu & Ma, 2016). Hannah와 Avolio(2010)는 도덕적 힘이라고 일컫는 윤리적 리더십에서 핵심요소가 빠졌다고 주장했다. 그들 연구의 중심은 "올바른 윤리적 결정이 무엇인지 아는 지도자들은 필요한 조치를 왜 취하지 않는가?"라는 질문에서 비롯된다.

윤리적 행동은 판단이나 평가의 영향을 받기보다는 도덕적 판단에 근거한다. Hannah와 그 동료들(2011a)은 도덕적 힘을 "책임감에서부터 나오는 힘, 역경에 직면했을 때 도덕적으로 행동하고 도전을 통해 인내하는 동기부여"라고 정의하였다.

도덕적 힘은 다음의 세 가지를 기반으로 한다. (1) 도덕적 소유, 윤리적 문제와 직면했을 때 윤리적 행동을 하기 위한 책임감, (2) 도덕적 효능, 윤리적 행동을 수행하기 위해 준비하고 실행하는 개인의 신념, (3) 도덕적 용기, 위협적인 상황에서 두려움을 이겨내고 행동할 수 있는 용기(Goud, 2005; Hannah et al., 2009, 2011b).

치료사와 환자가 만들어가야 하는 관계에서는 윤리적 과제들을 인지하는 것뿐만 아니라 윤리적 과제를 수행함에 있어 그들의 판단력을 흐리게 만드는 개인적 · 제도적 · 사회적 충돌과 분리하여야 한다.

윤리와 법의 상관관계

윤리와 법의 관계에 대한 논쟁은 현재까지도 계속되고 있다. 1958

표 1-2. 윤리와 법으로 다루는 사안
의료 접근
사전 동의
기밀성
기밀성 예외
의무신고
의료 서비스 제공자를 갖춘 권한 있는 단체
사전 의료 의향서
낙태
안락사

년 Harvard Law Review는 법과 윤리의 관계를 다룬 『Hart-Fuller Debate』를 출간했다(Harvard Law Review, 1958). Hart는 도덕성과 법은 관련이 없다고 주장하였고, Fuller는 도덕성은 법적 구속력의 원천이라 하였다. 윤리와 법은 비슷한 사안(표 1-2)을 다루며, 직업 윤리적 의무와 법을 알고 준수해야 할 책임이 있다. 합법적 · 윤리적 작용이 동시에 요구될 때가 있고, 두 가지 모두 행동에 관여하지 않을 때가 있다. 윤리와 법률의 관계에서 양심은 공동체 보존을 위해 진화한 규칙(법)에 대한 개인의 수호자(윤리)라 여겼다. 법에는 한계가 있다. 모든 법이 사람들을 정직하고, 배려하며, 공정하게 만들 수는 없다. 예를 들어, 거짓말이나 비밀 누설은 불법은 아니지만 비윤리적이라 할 수 있다.

모든 물리치료 행위가 윤리강령을 준수해야 하는 것은 아니지만, 법은 준수해야 한다. 규제기관이 직면한 문제는 조직 내에 기반을 두거나, 정부의 관리 하에 있건 간에 직업적 문제행동들을 어떻게 관리하느냐 하는 것이다. 직업적 행동의 문제는 위법일 수도 있고 아닐 수도 있지만, 그들은 직업 윤리적 책임에 대한 정확한 이해

임상적 관련성

모든 실무가 윤리문제를 직접 다루는 것은 아니지만, 윤리강령은 매우 상당히 구체적으로 법률 준수를 다루고 있다.

5A: 물리치료사는 해당 지역, 주 및 연방의 법과 규정을 준수해야 한다. 건강관리 제공자들을 과실로 고소하는 이유에 관한 연구에서 가장 큰 이유는 임상적 과실이 아니라 환자-실무자의 관계, 특히 진실성에 문제가 있다고 느끼기 때문이다.

의 부족으로 혼란스러워한다. 이러한 개인들은 향후 상황을 분석하기 어려워하며, 그로 인해 신뢰의 문제가 발생할 것이고, 결국 환자 치료에 부정적 영향을 미칠 것이다. 뛰어난 임상 능력을 갖추었을지 모르지만, 그것만큼이나 중요한 전문기술은 부족한 것이다. 좋은 의사결정 도구를 이용할 수 있고, 물리치료사의 실무에 관한 특정한 법률이 사법권에 존재한다. 법을 알고 준수하는 것은 면허소지자의 의무이다(www.fsbpt.org). 마찬가지로 물리치료사를 위한 APTA 윤리강령과 물리치료 보조원을 위한 윤리적 행동기준은 모든 물리치료사의 윤리적 행동을 안내한다.

고려할 사항

1. 윤리적 의사결정은 다음과 같은 이유로 더욱 복잡해졌다.
   a. 히포크라테스 선서는 너무 오래되었다.
   b. 오늘날의 사회는 부도덕에 빠져 있다.
   c. 조직의 우선순위와 재정적 압박은 일상적인 결정에 영향을 미친다.
   d. 오늘날에는 전보다 훨씬 더 많은 규칙이 있다.

2. 환자-치료사 관계의 중점은 다음과 같다.
   a. 충의
   b. 애정
   c. 성실
   d. 믿음

3. 의료 윤리는 다음과 같은 이유로 특별하다.
   a. 환자는 취약하다.
   b. 많은 돈이 관련되어 있다.
   c. 의료 종사자들은 사람들을 보살핀다.
   d. 환자는 완전한 자율성을 갖는다.

4. 발전하는 자율성은 환자를 지원하지만 다음과 균형을 이루어야 한다.
   a. 윤리적 의사결정에 검증된 기술
   b. 책임감 있게 제공자와 파트너가 되려는 의지
   c. 인터넷을 사용하여 치료에 관한 내용을 수집
   d. 정신적 또는 정서적 문제가 없음

5. 선행은 다음을 의미한다.
   a. 친절하다.
   b. 거의 해를 끼치지 않는다.
   c. 모두를 위한 서비스 보장한다.
   d. 독립을 격려한다.

6. 유해하지 않음은 다음을 의미한다.
   a. 우선 환자를 평가한다.
   b. 악의적이지 않다.
   c. 해를 끼치지 않는다.
   d. 과실을 피한다.

7. 정의는 다음을 의미한다.
   a. 공평
   b. 판단
   c. 성실
   d. 적법

8. 진실성은 다음을 의미한다.
   a. 온정주의(가부장주의)
   b. 치료적 특권
   c. 정당성
   d. 진실은 사람에 대한 존중심을 바탕으로 한다.

9. 당신이 도덕적 기준을 낮출 때, 당신은?
   a. 당신의 진실성이 훼손된다.
   b. 새로운 아이디어에 마음을 연다.
   c. 복잡한 문제에 대한 인식을 높인다.
   d. 건강관리의 현실을 인식한다.

10. 도덕적 힘은 다음과 같다.
    a. 원하는 결과를 얻을 때까지 작업을 반복하는 것
    b. 역경에 직면 할 때 책임감 있게 도덕적 행동을 취할 수 있는 능력
    c. 모든 상황에서 종교적 신념을 기꺼이 표현하는 것
    d. 옳은 일을 하는 것

11. 병원이 신축을 위해 공사를 시작했다. 사람들은 신축 공사로 인해 사라질 오래된 나무 기둥에 자신의 몸을 묶고 있다. 이 사람들의 행동은?
    a. 합법적이지만 비윤리적이다.
    b. 합법적이고 윤리적이다.
    c. 비윤리적이고 불법이다.
    d. 윤리적이지만 불법이다.

CHAPTER 2

전문성

미국의 물리치료는 20세기 초 기술적 기반에서 현재의 수준으로 발전했고, 2025년 무렵에는 상당수의 임상가들이 물리치료학 박사학위를 취득할 것으로 예상된다(APTA, 2014). 여러 분야의 전문가들과 협력하고 일하기 위해서는 물리치료사의 추가적인 임상기술 개발과 개선이 필요하다. 이 책에서 다룰 윤리적 의사결정 기술 역시 이에 해당된다.

물리치료의 근본은 Hippocrates와 Galen이 마사지와 도수치료, 수치료가 포함된 치료법을 주장했던 기원전 400년 전으로 거슬러 올라간다. 18세기 정형외과 의사들은 치료의 한 방법으로 운동을 사용했다. 1813년, 왕립중앙체조연구소(Royal Central Institute of Gymnastics)가 스웨덴에 설립되면서 치료적 운동은 의료기술의 일부가 되었다. 1887년, '물리치료사'가 임상가로 등록되기 시작하였으며, 1894년에는 4명의 간호사가 공식적인 물리치료사 협회를 설립하였다. 뉴질랜드에서는 1913년에 물리치료학교가 설립되었고, 1921년 협회가 설립되었으며, 향후 미국물리치료협회가 되었다.

물리치료는 두 번의 세계대전을 겪으며 급속도로 발전했다. 또한 대유행병이었던 소아마비는 많은 이들의 생명을 위협하였지만, 항생제의 개발, 안전한 수혈을 위한 감염방지의 개선, 외과술의 혁신 등 주요 의료기술의 발전으로 살아남을 수 있었다. 이와 같이 전쟁터와 가정에서 사람들의 생명을 구할 수는 있었지만, 많은 이들이 후유

장애를 안고 살아야 했다. 건강관리는 1950년대까지 발전을 거듭했지만, 이는 의사 중심의 물리치료였다. 1960년대로 들어서면서 권위에 불신하고 의문을 제기하면서, 의학도 그 사고방식의 영향으로 대체의학과 보조적인 치료법으로 발전하였다. 사람들은 자신의 건강관리에 더 많은 관심을 가지기 시작했다. 서비스 제공자와 환자/고객의 관계는 개인이 자신의 건강관리를 위해 이용할 수 있는 정보의 양과 유효성이 늘어남에 따라 발전을 거듭하고 있다.

환자와 치료사의 신뢰 관계는 세 가지에 기초한다. 신뢰는 물리치료사와 환자 모두에게 필요하다. 그 관계는 세 가지 기본 개념에 기초하는데, 이는 치료사에 대한 환자의 신뢰를 얻어내는 기반이 된다. 신뢰를 지지하는 세 가지 요소는 투명성, 합법성, 유효성이다. 투명성은 환자에게 의학적 동기와 행동이 정직하고 명확하다고 보장하는 것이다. 합법성은 물리치료사가 기반으로 하는 지식체계가 증명된 것에 기초하고 있음을 보장하는 것이며, 마지막으로 유효성은 물리치료사가 초기에 능력을 증명하고, 그들의 물리치료사로 있는 내내 안전하고 유효한 임상가가 될 수 있도록 지식기반을 유지하도록 요구한다(그림 2-1).

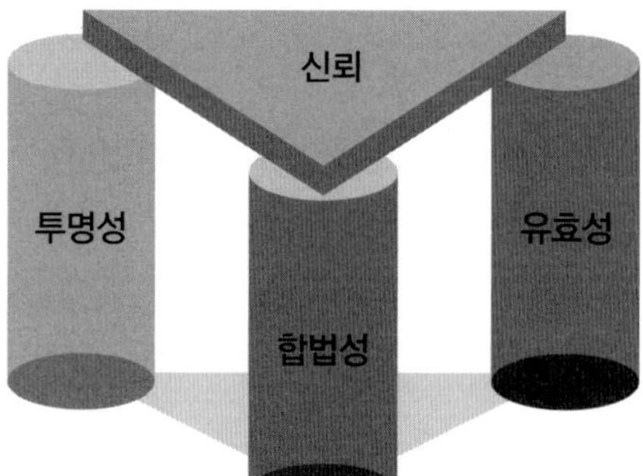

그림 2-1. 환자와 치료사 간의 관계

표 2-1. 사회적 기대감

우리에 대한 사회의 기대	사회에 대한 우리의 기대
• 치유 • 환자 중심 • 역량 • 이타적 • 무결성 · 도덕성 • 공익 증진 • 책임 • 평생 학습자	• 독점 • 자율화 • 공공 정책에 대한 투자 • 재정 보상 • 존중 • 자율 규제

출처: Data from Cruess (2006) and Price (2015).

앞서 말했듯이, 대중들은 전문가들에게 일정한 기대를 하고 있으며, 그 기대가 충족되었을 때, 그들은 직업 전문가에게 특권을 부여한다(표 2-1).

물리치료사는 전문적인 책임을 요구하는 건강관리 분야를 선택했지만, 건강한 삶이 유지될 수 있도록 개인의 의무와 균형이 필요하다는 것을 인지해야 한다. 이를 어떻게 해낼 것인가에 대한 많은 의견이 있고, 그것은 모두 기량과 윤리적 행동에 대한 권고를 포함하고 있다. 임상기술과 윤리적 의사결정에 익숙한 유능한 물리치료사는 실무에서 수월함을 느낀다. 이러한 중요한 균형을 유지하기 위한 제안 중 일부는 표 2-2에 나타나 있다.

건강관리 프로정신(professionalism)은 건강관리 서비스의 효과적인 제공이 임상적 기술에만 의존하지 않기 때문에 스스로 연구해야 하는 분야가 되었다. 직업적 행동은 효과적인 건강관리의 매우 큰 부분이지만, 이를 교육하기란 매우 어려운 것이다. 학생들은 구체적이고 치료에 적용할 수 있는 임상기술보다 직업기술은 가치가 높지 않고 실체가 없다고 생각하기 때문에 이를 배우는 것에 어려움을 느낀다. 건강관리 서비스를 가장 효과적으로 제공하기 위한 연구는

표 2-2. 개인적 · 전문적 삶의 균형

삶의 균형 권고	합리
평생 배움에 헌신하기	현 상태를 지켜 유능함을 유지한다.
항상 윤리적 행동하기	동의하에 환자를 대신한 윤리적 결정을 한다.
미래를 고려한 재무 관리하기	재정적 보안은 이해충돌 없이 선택을 할 수 있도록 도와준다.
시간 관리하기	주어진 시간 안에 당신이 할 수 있는 것과 없는 것을 인식한다.
우선순위 설정하기	가족 문제, 환자 문제 등은 상황이 허락하는 한 우선순위를 정한다.
전문성 기르기	전문성을 찾고 육성하는데 열정을 아끼지 않는다.
본인이 당면한 세대 파악하기	경험이의 조언을 구한다.
기대를 뛰어넘기	환자와 동료의 기대감을 넘도록 노력한다.
미루지 않기	마감일을 지키지 못한다면 스트레스를 받겠지만, 삶에 부정적인 영향을 주어서는 안 된다.

출처: Adapted from Baum (2008).

C.L.E.A.R 프로토콜에서 말하는 원칙에 초점이 맞춰져 있으며(SullivanLuallin Group, 2017), 다른 기관에서도 유사한 프로토콜을 채택하고 있다. 이 프로토콜은 건강관리 제공자와 대면(connect), 경청(listen), 설명(explain), 질문(ask) 그리고 재연결(reconnect)을 제안한다.

중요한 점은 실무능력에 도움을 줄 수 있는 기술을 사용할 수는 있지만, 이것이 환자와 치료사의 의사소통에 장애물이 될 수도 있음을 인지해야 한다.

고려할 사항

1. 환자-치료사 관계는 다음을 기반으로 한다.
   a. 믿음
   b. 청렴
   c. 정당성
   d. 유효성
   e. a와 b
   f. 위 사항 모두

2. 정당성은 다음과 연결되어 있다.
   a. 청렴
   b. 능숙함
   c. 이타심
   d. 타당성

CHAPTER 3

윤리 지침:
물리치료사 윤리강령 및 물리치료 보조원 윤리강령

윤리 지침은 유동적이다. 치료사에 대한 윤리적 요구는 임상의 수요가 변화함에 따라 바뀌고 있다. 윤리강령은 미국의 50개 주와 콜롬비아에서 직접 이용하면서 더 복잡해진 임상의 수요에 적용할 수 있는지 검토되었다. 독립적인 치료를 하게 되면서 더 많은 윤리적 문제에 직면한 임상의 실무자들에게 윤리강령은 더이상 적절한 지침을 제공할 수 없었다. 그 이후 하원에서 미국물리치료협회(American Physical Therapy Association, APTA) 전체 개정안이 채택되어 2010년 7월 1일부터 시행되었다(APTA, 2010).

새로워진 윤리강령과 이전 윤리강령의 차이점을 가장 잘 이해하고 인지하기 위해서는 서문을 비교하고 대조하는 것이 가장 중요하다. 서문에는 이전 문서와 새로운 문서 간의 차이점을 나타내는 '단계'가 설정되어 있다.

이전의 서문은 단순히 물리치료사의 윤리적 행동에 대한 책임과 물리치료 보조원이 환자/고객의 최대 이익을 위해 행동하며, 높은 수준의 도덕기준을 따르고 유지할 책임이 있다고 명시하고 있다.

새로운 강령의 서문은 물리치료의 특수성을 직업적으로 확립하고 있는데, 이는 물리치료사가 다양한 환경에서 여러 역할을 수행함에 따라, 역할이나 장소에 구애받지 않고 적용될 수 있는 윤리적 원칙과 행동 기준을 강조한다. 자율성과 책임 그리고 의무의 기반이 서문에 쓰여 있고, 강령으로 나타나 있다.

새로운 윤리 행동 기준의 서문은 환자/고객의 독립성, 건강, 웰니스를 위한 물리치료 보조원의 의무를 언급하고 있다.

강령과 기준은 지침을 제공하고, 이를 사용하는 동료들과의 협의는 윤리문제 해결을 위한 최선의 방법이다. 물리치료사를 위한 윤리 강령과 물리치료 보조원을 위한 윤리적 행동 기준은 전문 치료사인 미국물리치료협회 에 소속된 문서로, 협회 가입 여부와 상관없이 모든 물리치료사와 물리치료 보조원에 대한 법적 구속력을 가지고 있다.

원칙과 기준

강령에 열거된 원칙들은 책임감, 이타심, 동정심, 우수성, 성실성, 직업적 의무, 사회적 책임의 핵심 가치를 기반으로 만들어졌다. 이러한 물리치료의 핵심가치는 APTA 문서 프로정신(professionalism)에 설명되어 있다.

강령의 원칙과 윤리적 행동 표준의 기준은 물리치료 분야의 특수성을 반영한다. 두 문헌에서는 실무자, 고용주와 직원 그리고 가장 중요한 대중들에게 물리치료사와 물리치료 보조원의 윤리적 행동에 대한 책임을 확고히 설명한다. 또한 두 문헌 모두 물리치료 서비스가 제공되는 다양한 실무 환경에서 접할 수 있는 상황과 기회를 반영한다.

이 장에서는 각 원칙과 표준에 대하여 간략하게 소개하고자 한다.

원칙 1/표준 1

원칙 1과 표준 1은 각각 물리치료사와 물리치료 보조원이 모든 사람에게 봉사하는 의무에 대하여 설명한다.

원칙 1은 동정심과 진실성의 핵심 가치를 반영하고 많은 지침을 제공한다. 물리치료사와 물리치료 보조원은 "모든 개인의 고유한 존엄성과 권리를 존중해야 한다."고 명시되어 있다. "나이, 성별, 인종, 국적, 종교, 민족, 사회적 · 경제적 지위, 성적 성향, 건강 상태 또는 장애와 상관없이 개인을 존중하는 태도를 가져야 한다."고 말한다. 원칙 1에서 물리치료사는 "개인적인 편견으로 인해 치료, 상담, 교육, 연구, 행정적인 부분에서 타인을 차별하면 안 된다."고 말하며, 마찬가지로 표준 1에서 물리치료 보조원은 "개인적인 편견으로 물리치료 서비스의 제공에서 타인을 차별하면 안 된다."고 말한다.

원칙 1과 표준 1의 요점은 물리치료사와 물리치료 보조원이 각각의 환자/고객을 편견 없이 존중하고, 자신의 개인적 편견을 인지하고 그러한 편견이 환자/고객 관리에 영향을 미치지 않도록 노력해야 한다는 것이다.

원칙 2/표준 2

원칙 2와 표준 2는 환자의 요구를 충족시킬 물리치료사와 물리치료 보조원의 의무를 설명한다. 원칙 2는 이타심, 연민 그리고 직업적 의무의 핵심 가치를 반영한다.

물리치료사와 물리치료 보조원은 환자/고객의 권리와 요구에 믿음직스럽고 동정심 있게 대해야 한다는 점, 물리치료사와 물리치료 보조원의 최우선 관심사보다 환자/고객의 최우선 관심사에 따라 행동해야 하는 점, 환자/고객의 개인과 문화적 차이를 고려하고, 환자/고객의 개별 정보를 보호하는 이타적이고 배려있는 행동과 함께 서비스(원칙 2) 또는 물리치료 행위(표준 2)를 제공해야 한다는 점을 원칙 2, 표준 2 모두에서 자세하게 서술하고 있다.

원칙 2는 더 나아가 물리치료사가 환자와 환자의 보호자에게 임상연구에서 물리치료 관리 또는 참여에 대한 명확한 결정을 위해 필요한 정보를 제공하는 것에 대해 설명한다.

표준 2는 물리치료 보조원이 그들의 의료 행위에 관한 정보를 환자/고객에게 제공하는 것에 대해 설명한다.

표준 2는 물리치료사의 의무로 환자/고객과 협력하고 그들에게 자신의 건강관리에 대한 결정권을 부여하는 것과 환자/고객의 고유정보를 오직 허가된 경우 또는 법적으로 요구되는 경우에만 적절한 기관에 공개할 수 있다고 명시한다.

요점은 물리치료사와 물리치료 보조원이 정보에 입각한 결정을 내리는 데 필요한 정보를 제공함으로써 환자와 고객의 자율성을 존중한다는 것이다. 또한 물리치료사는 환자와 고객의 의사결정을 돕고 물리치료사/물리치료 보조원(물리치료사와 협력하여)는 환자 또는 고객의 기밀을 보호해야 한다.

원칙 3/표준 3

원칙 3과 표준 3은 객관성과 정보에 입각한 의사결정을 바탕으로 타당한 판단을 할 수 있는 물리치료사와 물리치료 보조원의 필요성을 강조한다. 우수성과 성실성은 원칙 3에서 강조된 핵심 가치이다.

원칙 3은 다음과 같다:

- 타당하고 전문적인 판단을 할 책임이 있다.
- 모든 실무 상황에서 환자/고객에게 최선인 독립적이고 객관적인 전문적 판단을 해야 한다.
- 전문적 기준, 근거(문헌 및 모범 전례), 실무자의 경험 및 환자/고객의 가치관을 근거로 하여 전문적인 판단을 내려야 한다.
- 실무 영역과 전문 지식의 수준 내에서 판단하고, 동료나 다른 의료 전문가와 의사소통하고 필요한 경우 협업 또는 문의한다.

표준 3은 명시되어 있는 세부사항과 방향을 포함한다:

- 법과 규정의 범위 내에서 물리치료사와 협력하여 적절한 결정을 내려야 한다.
- 모든 실무 상황에서 환자/고객에게 최선이며, 객관적인 결정을 내려야 한다.
- 물리치료 중재에 관한 모범사례에 대한 정보를 안내해야 한다.
- 그들의 능력에 근거하여 환자/고객의 의견과 일치하는 결정을 내려야 한다.
- 이해관계가 개입되는 부분에 관여하지 않는다.
- 물리치료사의 지시와 감독하에 물리치료 서비스를 제공하고 환자/고객의 상태에 따라 정해진 치료계획의 수정이 필요한 경우 물리치료사와 상의한다.

정리하자면 물리치료사는 필요할 경우, 다른 의료 전문가들과 협력하고 근거를 기반으로 독립적이고 전문적인 판단을 해야 한다는 것이다. 물리치료 보조원은 물리치료사와 협력하여 환자/고객에게 최선인 결정을 내려야 한다는 것이다.

원칙 4/표준 4

원칙 4와 표준 4는 물리치료사와 물리치료 보조원을 통해 환자/고객 등과의 관계에서의 진실성 입증을 요구한다. 원칙 4와 표준 4는 착취, 위법 행위, 의심되는 학대, 부적절한 관계, 괴롭힘 같은 부분과 관련된 예상 행동과 조치가 기술되어 있다.

- 환자/고객, 가족, 동료, 학생, 다른 의료 제공자, 고용인, 피고용인, 대중(물리치료사의 경우, 연구 참가자에게도 적용)과의 관계에서 정확한 관련 정보를 제공하고 오해의 소지가 있는 표현을 하지 않음으로써 진실함을 증명한다.
- 감독, 평가 또는 다른 권한을 가진 사람(예: 환자/고객, 학생, 하급자, 연구 참가자, 직원)을 부당하게 이용해서는 안 된다.
- 건강관리 전문가에 의한 위법 행위를 방지하고, 위법 또는 비윤리적 행위에 해당할 경우 관련 기관에 보고한다.
- 노약자 학대로 의심되는 경우 법적 권한을 가진 자에게 보고한다.
- 환자/고객, 하급자, 학생과 어떠한 성적인 관계도 맺지 않는다.
- 언어적, 육체적, 정신적, 성적으로 누군가를 괴롭히지 않는다.

요점은 물리치료사와 물리치료 보조원에게 환자, 직장 동료, 학생 및 취약한 사람들과의 관계에서 성실하게 행동할 것을 요구하며, 물리치료사와 물리치료 보조원은 모든 약자들에게 유해하거나 잠재적으로 유해할 수 있는 행동으로부터 그들을 보호하는 역할을 해야 한다는 것이다.

원리 5/표준 5

원칙 5와 표준 5는 법적 및 직업적 의무에 초점을 맞춘다. 원칙 5는 직업적 의무와 책임의 핵심 가치를 반영한다.

원칙 5와 표준 5는 다음과 같이 기술하고 있다.

- (물리치료사는) 법적 · 전문적 또는 (물리치료 보조원은) 윤리적 의무를 따른다.
- 해당 지역, 주 및 연방의 법과 규정을 준수한다.
- 연구에 참여할 때는 연구 참가자에 의해 동의된 보호 기준을 준수한다.
- 육체적 · 정신적 또는 물질적 장애로 인해 업무상 책임에 악영향이 발생할 경우, 동료에게 도움을 요청하거나 조언을 구한다.
- 동료의 처치가 부적절하거나 안전에 책임을 다할 수 없을 때는 적절한 권한을 가진 자에게 보고한다.

원칙 5에서 물리치료사는 "물리치료 보조원 및 보조 인력의 감독에 기본적인 책임이 있다."고 기술하고 있다. 또한 "환자/고객이 물리치료가 계속 필요할 때, 물리치료사가 서비스를 더 이상 제공하지 않고자 하는 경우 치료 대안에 대한 정보와 안내를 해야 한다."고 말한다.

또한 표준 5에서는 물리치료 보조원이 "치료의 질을 보장하고 환자/고객의 안전을 위해 물리치료사의 감독 역할을 지원한다."고 말한다.

요점은 물리치료사와 물리치료 보조원은 그들의 법적 · 직업적 또는 윤리적 책임이 실무에 필요한 것 이상으로 환자, 동료 및 사회를 보호하기 위한 도덕적 영역으로 확대될 수 있다는 것을 알아야 한다.

원칙 6/표준 6

원칙 6과 표준 6은 물리치료사와 물리치료 보조원의 지속적인 지식 및 기술 습득과 관련이 있으며, 우수성의 핵심 가치를 반영한다.

또한 물리치료사와 물리치료 보조원은 "지식, 기술, 능력의 지속적인 획득과 개선으로 전문지식(물리치료사)과 경쟁력(물리치료 보조원)을 강화"할 것으로 기대된다. 물리치료사의 원칙 6은 목록에 '전문적 행동'을 추가한다. 물리치료사는 '직업적', 물리치료 보조원은 '임상적' 역량을 강화하고 유지하도록 요구된다.

원칙 6은 다음과 같다:

- 물리치료 실무, 교육, 건강관리 제공, 기술의 변화 속에서 비판적 자기평가와 성찰을 통해 직업적 발전에 대한 책임을 져야 한다.
- 전문적인 개발 활동의 내용이나 기법을 실무에 적용하기에 앞서 내용의 강점과 적용 가능성을 평가해야 한다.
- 전문성 개발, 평생 학습, 우수성을 위한 실무 환경을 구축한다.

표준 6에서는 물리치료 보조원에 대해 "역할과 책임의 변화, 물리치료 실무의 발전을 위해 평생학습에 임해야 한다."라고 지시하고, "경력발달 평생학습을 지원하는 실무 환경을 지원한다."라고 강조한다.

요점은 물리치료사와 물리치료 보조원은 최신의 기술과 지식을 유지해야 한다는 것이며, 더불어 물리치료사는 근거기반 중재를 통해 환자를 관리해야 한다.

원칙 7/표준 7

원칙 7과 표준 7은 조직행동 및 사업관행과 관련이 있다. 원칙 7은 청렴과 책임의 핵심 가치를 반영한다.

원칙 7은 다음과 같다:

- 환자/고객 및 사회에 도움이 되는 조직행동 및 사업관행을 촉진한다.
- 자율적이고 책임감 있는 전문적 판단을 지지하는 실무환경을 촉진한다.
- 합리적이고 응당한 보수를 추구해야 한다.
- 그들의 전문적 판단에 영향을 주거나, 그러할 가능성이 있는 뇌물이나 다른 어떠한 것도 받아서는 안 된다.
- 환자/고객에게 권하는 제품이나 서비스에 대한 비용은 명확히 제시한다.
- 요금(진료비)을 인지하고 제공되는 물리치료 서비스의 성질과 범위를 정확하게 반영하는 서류와 코드화를 명확하게 해야 한다.
- 물리치료사가 환자/고객에 대한 전문적인 의무를 이행할 수 없게 하는 고용계약이나 기타 약정을 삼가야 한다.

표준 7은 다음과 같다:

- 환자/고객 및 사회에 도움이 되는 조직행동과 사업관행을 지원한다.
- 윤리적이고 책임감 있는 의사결정을 지원하는 근무 환경을 촉진한다.
- 결정에 영향을 미치거나 그러할 가능성이 있는 선물이나 다른 어떠한 것도 받아서는 안 된다.
- 환자/고객에게 권하는 제품이나 서비스에 대한 비용은 명확히 제시한다.

- 중재에 대한 문서가 제공된 서비스의 특성과 범위를 정확히 반영하는지 확인한다.
- 물리치료 보조원이 환자/고객에 대한 윤리적 의무를 이행하지 못하도록 하는 고용협의나 다른 합의를 해서는 안 된다.

요점은 물리치료사와 물리치료 보조원은 자신의 행동에 대한 책임을 수용하고, 완전한 공개를 지지하고, 환자에 대한 책임을 다하지 못하게 하는 고용 관계를 지양해야 한다는 것이다.

원칙 8/표준 8

원칙 8과 표준 8은 사회의 건강을 위한 요구를 충족시키는 것과 관련이 있다. 원칙 8은 사회적 책임의 핵심 가치를 반영한다.

두 가지 모두 물리치료사/물리치료 보조원이 '지역적 · 국가적으로 또는 전 세계적으로 사람들의 건강요구를 충족시키기 위한 노력에 참여해야 한다.'고 명시하고 있다.

원칙 8은 다음과 같다:

- 경제적으로 빈곤하거나, 보험이 없는 사람들의 건강을 위해 무상 서비스 또는 지원이 가능한 단체의 정보를 제공한다.
- 의료 불균형과 불평등을 줄이고, 건강관리 서비스의 접근성을 높이며, 건강, 웰니스 그리고 예방의학이 필요한 사람들의 문제를 해결한다.
- 의료 자원에 대한 책임 있는 관리자로서 물리치료 서비스의 과사용과 저사용을 방지해야 한다.
- 대중에게 물리치료의 이점과 물리치료사의 특별한 역할에 대해 교육한다.

표준 8은 다음과 같다:

- 경제적으로 빈곤하거나, 보험이 없는 사람들의 건강을 위해 무상 서비스 또는 지원이 가능한 단체의 정보를 제공한다.
- 장애, 활동 제한, 참여 제한이 있는 사람의 지역 공동체와 사회로 참여를 촉진하기 위해 그들을 지지한다.
- 의료 자원에 대한 책임있는 관리자로서 물리치료 서비스의 과활용을 방지하기 위해 물리치료사와 협력해야 한다.
- 대중들에게 물리치료의 이점에 대해 교육한다.

요점은 물리치료사와 물리치료 보조원이 물리치료에 대한 접근이 힘든 사람들에게 서비스 제공을 도와야 한다는 것이다. 물리치료사와 물리치료 보조원은 책임감 있게 서비스를 사용하고 사람들이 물리치료의 이점을 이해하도록 도와야 한다.

이 장에서는 개인, 조직, 사회의 윤리적 행동이라는 3가지의 영역에 걸쳐 옹호, 조직행동, 사업관행과 같은 현대 문제에 많은 관심을 기울이고 있다.

강령과 표준은 발생할 수 있는 모든 윤리적 상황을 다루지는 않지만, 그들이 제공하는 지침은 윤리적 의사결정과 실제 상황에서 치료사가 겪을 수 있는 윤리적 문제를 해결하기 위한 틀을 제공한다.

고려할 사항

1. 새로운 윤리강령이 왜 필요한가?
   a. 법으로 요구된다.
   b. 물리치료사들이 보다 윤리적인 상황에 직면해 있다.
   c. 우리는 10년마다 새로운 윤리강령을 가진다.
   d. 다른 직업에는 새로운 문서들이 있다.

2. 윤리적 행동 기준은 무엇을 제공하는가?
   a. 윤리강령에 대한 설명
   b. 물리치료사를 위한 안내
   c. 물리치료사 보조원을 위한 안내
   d. 물리치료사 관리 기준

3. 윤리강령에 따라 실천해야 하는 사람은 누구인가?
   a. 모든 물리치료사
   b. 모든 물리치료사 보조원
   c. APTA 회원만
   d. a와 b

CHAPTER 4

윤리적 위험 요소

옳은 것이 무엇인지 알고 있어도 늘 그렇게 행동할 수 있는 것은 아니다. 건강관리 전문가들은 더 많은 것을 요구하는 윤리적 규범에 부응할 의무가 있다. 누구도 직업 활동을 하면서 윤리적 가치가 흔들릴 것이라 기대하지 않는다. 따라서 "왜 그들 스스로 윤리적 문제를 가지고 있고, 그들이 이러한 착오를 막기 위해서 할 수 있는 일이 무엇일까?"하는 의문이 생긴다. 이것에 대해서는 아직 제대로 된 연구가 거의 이루어지지 않고 있다. 도덕적 붕괴가 어디서 일어났는지 알아보기 위해 개개인을 대상으로 인터뷰를 진행하였는데, 이를 통한 관찰과 수집한 데이터에서 몇 가지 흥미로운 점을 발견했다. 건강관리 분야, 의료, 간호, 물리치료에 걸쳐, 몇 가지의 공통적인 요인들이 윤리적 문제의 유일한 원인은 아니었지만, 분명 문제점을 초래하는 것으로 확인되었다. 윤리적 행동 착오를 막기 위해 잠재적인 위험 요소를 인지하는 것은 모든 실무자에게 도움이 될 수 있다(Welsh & Ordonez, 2014).

가장 일반적인 요인 몇 가지가 표 4-1에 명시되어 있다. 윤리적인 위험 요소에 대한 심도 있는 연구가 아직 이루어지지 않아 중요하게 여겨지지 않는다. HPSO(CNA, 2016)의 「The PT Professional Liability Exposure Claim Report」에서는 윤리적인 문제에 대해 알려진 바와 동일한 업무상 위법 행위에 대한 많은 위험 요인을 보고하였다.

표 4-1. 윤리적인 위험 요소와 관련된 요인
개인의 건강
미국 외 출신 신입 물리치료사의 교육
권력 격차의 압박
전문적인 경험
나이
전문성의 결여
상황적 위험 요인

이러한 요인들은 우리 각자가 개인의 윤리적 위험 수준을 결정하기 위한 지침으로 사용할 수 있는 기준점이 될 수 있다. 그렇기 때문에 이러한 요소에 대해 좀 더 심도 있는 연구가 필요하다.

개인의 건강: 자신의 육체적 · 정신적 건강이 타인의 건강과 복지를 관리할 수 있을 만큼 충분한지 여부를 스스로 평가하는 것이 중요하지만 잘하기는 어려운 것이다. 이것은 사고의 명확성과 관련되므로, 의사결정은 전문적 기준을 이용한 논리적 사고 과정에 기초한다.

미국 외 출신 신입 물리치료사의 교육: 물리치료 교육은 실질적으로 유사하지만, 미국의 복잡한 건강관리 서비스 제공과 다른 나라의 건강관리 제공 시스템의 차이는 이에 익숙하지 않은 의료인에게 치료를 더 어렵게 만드는 요인이 된다. 윤리적 문제를 야기하는 또 다른 상황은 비자(VISA)에 대한 걱정에서 발생한다. 취업비자를 잃을 것에 대한 걱정 때문에 물리치료사는 특정한 일을 하도록 강요받는 상황에 처할 수도 있다.

권력 격차의 압박: 권위 있는 직업을 원하는 이들은 물리치료사의 위치가 환자 및 학생, 동료, 연구대상과 같이 취약하다는 것을 알게 된 후 물리치료사를 직업으로 선택하지 않고 있다. 윤리 문제는 권력을 가진 자와 그러지 못한 자 양쪽 모두에서 흔히 일어나는 일이

다. 또 다른 문제는 치료적 관계에 있을 때 공적인 관계나 개인적 관계와 같은 동등한 가치의 또 다른 결과로 인해 불편한 상황을 초래할 수 있는 이중관계라는 것이다. 이러한 상황은 어떻게든 헤쳐나가겠지만 반드시 인식해야 한다. 예를 들어, 당신이 가까운 친구를 치료하기 위한 기술을 가진 유능한 치료사일지라도, 그들에게 동료를 추천하는 것이 더 좋은 방법이지만, 항상 가능한 일은 아니다.

전문적인 경험: 전문적인 경험에서는 두 가지 고려해야 할 측면이 있다. 첫 번째는 가장 중요한 것으로 다양한 상황을 경험할 기회가 제한되어 있는 졸업생의 경우, 좋은 지도와 멘토가 없다면 그들은 윤리적인 결정을 하는 것에 필요성을 못 느낄 것이고 쉽게 어긋날 것이다. 두 번째는 임상경험과 상관없이 모든 치료사가 고려해야 할 측면이다. 실무환경에 변화가 없다면, 숙련된 치료사라도 어떠한 환경의 고유한 상황에 직면했을 때 그들은 지도와 멘토 없이는 상황을 헤쳐나갈 전문적 지식이 없을 수도 있다.

나이: 나이는 그 자체가 독특한 범주로 경험과 관련이 있다고 생각하지만, 사실 꼭 그렇지만은 않다. 윤리적 및 법적 책임의 위험 요인은 45세 이후 증가하는데, 그 이유에 대해 정확히 알 수는 없지만 본인의 안일함과 다른 사람의 충고를 받아들이지 못하는 것과 연관이 있다고 추측한다. 이것은 경력이나 경험의 종류에 상관없이 윤리적 의사결정의 과정에 있어 가장 중요하다.

전문성의 결여: 건강관리 분야에 종사하는 것은 협력을 통해 임상적 의사결정과 윤리적 의사결정이 필요할 때 이점을 갖기 위함이다. 전문교육은 협력을 강조하기 때문에, 초급 실무자들은 협업에 도움이 되는 작업에 익숙하고, 전문가 간 협업의 중요성에 대한 인식이 높아졌다. 전문가 간 협업은 재활분야에서 오랜 기간 보편화되었지만, 다른 의학분야에서는 일반적이지 않았다. 협업은 학생들이 전문

교육을 통해 습득하지만, 업무 환경에서 실제 임상의 다양한 사례들을 접할 수는 없다. 따라서 그들은 동료와의 일상적 관계보다 전문적인 참여의 중요성을 간과할 수 있다. 혼자 근무하는 사람은 전문협회 및 기타 활동을 통해 회원과 전문적으로 소통할 수 있다. 반면, 많은 동료들과 함께 일하는 실무자는 전문적인 담론에 참여하지 않아 전문성을 잃을 수도 있다.

상황적 위험 요인: 다른 상황에서는 문제가 되지 않을 수 있는 요인들이 있다. 여기에는 작업 설정과 격차의 문제가 포함될 수 있다. 예를 들면, 직원은 옳지 못한 방식으로 환자 청구서를 작성하도록 요구받는다. 그들이 상사에게 의문을 표한다면, 그 방식을 따르거나 직장을 옮겨야 할 것이다. 비슷한 사건이지만 치료사의 상황에 따라 매우 다른 결과를 가져올 수 있다.

이외에 다양한 위험 요소가 있지만 지금까지 나열된 것은 가장 흔히 볼 수 있는 요소이다. 환자–치료사의 의무를 이행하는 데 집중할 수 없도록 하는 것이 무엇인지를 판단하는 것은 각자에게 달려 있다. 그러나 이러한 요소 중 어떤 것이 있는지 인식하는 것은 전문적인 집중력을 유지하는 데 중요하다. 임상적 · 전문적 상의를 위해 신뢰할 수 있는 동료와 네트워크를 구축하는 것은 전문성을 유지하고 촉진하는 데 있어 매우 중요하다.

고려할 사항

1. 윤리적 위험 요소를 고려해야 하는 치료사는 다음과 같다.
   a. 이전에 윤리적 문제가 있었던 치료사들
   b. 모든 환경의 모든 치료사들
   c. 다른 물리치료사들과 연습하지 않는 치료사들
   d. 개인 치료의 모든 치료사들

2. 많은 윤리적 위험 요소를 관리하는 가장 좋은 방법은 다음과 같다.
   a. 비판적 자기반성
   b. 그들에 대해 가족과 이야기하기
   c. 위험한 환자 피하기
   d. 작업 환경을 바꾸기

CHAPTER 5

윤리적 의사결정 적용: 임상적 실습에서 모델 만들기

1장에서 제시한 생명윤리적 원칙은 윤리적 의사결정의 틀이 되고, 임상 환경에서 윤리적 의사결정을 입증하는 사례 연구 분석의 뒷받침이 될 수 있다. 이러한 기본원칙을 이해하는 것은 올바른 임상적 의사결정을 위한 기초가 된다. 실제로, 임상의들이 윤리적 의사결정을 하는 방법은 임상적인 측면과 더 깊은 연관성을 가지고 계속해서 연구되고 다듬어지고 있다. 윤리적 · 임상적 의사결정 모델은 만족스러운 결과를 위해 상당 부분 일치해야 한다(Dale, 2016; Drumwright, 2015; Kearney & Penque, 2012; Sujdak & Birgitta, 2016).

물리치료사들은 의사 지도하에 있는 의료기사로, 윤리적 의사결정을 할 상황에서 1차적인 책임이 없기 때문에 의사결정에 제약이 있다. 또한 물리치료사는 독립적인 의사결정을 하는 것이 임상결정의 모든 측면에 대해 협력과 책임을 다해야 한다는 것을 인지하여 윤리적 의사결정을 담당하여야 한다.

윤리적 결정 – 제작 과정

물리치료사에게 윤리적 의사결정은 점점 복잡해지는 수많은 이슈와 상황에서 해결해 나가야 하는 도전과제이다. 윤리적 의사결정 능력은 사례를 연구하고 윤리적 문제에 직면하는 전략을 개발함으로써 향상된다. 모든 실무자들은 임상의들이 직면하는 상황을 제어하지 못한다는 것을 알고 있다. 임상의의 책임은 환자의 중심을 유지하는 것이다. 환자의 복지가 지켜지지 않으면, 의료 서비스를 제공하는 사람들은 환자에게 최선의 환경을 제공해주기 위해 관리해야 한다(Airth-Kindree & Kirkhorn, 2016; O'Fallon & Butterfield, 2005; Osswald et al., 2009; Rate et al., 2007).

무슨 옷을 입을지, 저녁에 무슨 요리를 할지, 어떤 휴가를 계획할지 결정하는 것은 일상생활이다. 이러한 결정은 자동적이며 무의식적인 과정이다. 그러나 다른 결정들도 있다. 특히 전문적 임상과 관련된 결정들은 자동적이지 않다. 예를 들어, 우리는 종종 똑같이 적절한 두 가지 선택에 직면한다. Kidder는 이것을 옳음 대 옳음의 딜레마라고 부른다. 선택을 평가할 때, 두 가지 모두 긍정적이고 부정적인 요소가 있다. 옳음 대 옳음은 윤리적 딜레마이며, 반면에 옳음 대 그름은 도덕적 유혹이다. 개인은 옳은 일을 알고 있지만, 잘못된 행동을 선택하기도 한다(Kidder, 1996).

모든 의료 서비스를 제공하는 사람들은 다양한 임상 환경에서 윤리적 의사결정 표준을 수립하기 위해 애쓰고 있으며, 그 문제는 물리치료사만의 문제가 아니다. 윤리적 실천에 대한 위험 요소는 각 직업 안에서의 물질적 욕심과 외부로부터의 이익에서 발생한다. 윤리에 대한 또 다른 도전은 인간 게놈 지도와 같은 과학적 발전의 결과로 나타난다. 동물이나 사람 복제와 같은 특정한 일들이 이루어져야 하는지에 대한 윤리적 문제를 제기할 수 있는 절차를 가능하게 만들었다. 이런 종류의 문제들은 항상 "우리가 할 수 있다는 이유로 이런 행동을 해도 될까?"라는 중요한 질문을 만든다. 위독한 노인, 치명적인 사고를 당한 환자 혹은 살기 위해 조치가 필요한 신생아와 같은 경우는 이러한 선택에 따라 삶이 달라질 수 있는 상황이다.

임상적 관련성

윤리적 의사결정에서 우리가 취할 행동이 가능하다는 이유로 그 행동을 하는 것은 제도적 · 사회적 영향뿐만 아니라 개인에게도 옳은 일인지 넓게 고려하는 것이 중요하다. 이것들은 물리치료사의 관점이 아니라 의사결정 3C의 지침이다: 물리치료사는 그들의 임상적 범위와 전문 지식의 수준 내에서 판단을 내려야 하고, 필요한 경우 동료 또는 다른 의료진과 소통, 협력, 참고해야 한다.

윤리적 의사결정에 관한 많은 문헌이 있다. 관련 문헌을 찾아보면 전문가들이 윤리적 의사결정에 일관성이 없다는 것을 알 수 있다(Smith et al., 1991; Tymchuk et al., 1982). 관련 문헌은 의사결정의 '과학'에 대해 언급하고 있지만, 인간의 한계로 인해 전문가가 의사결정을 하는 과정에서 불일치가 발생할 수 있다는 것에 대해 경고하고 있다.

Brecke과 Garcia은 의사결정을 불확실한 것을 종결하는 행동 과정으로 설명한다. 그들이 개발한 이론은 결정과 관련된 불확실한 것들을 확신을 가지고 결정할 수 있는 수준이 되도록 한다. 또한 결정을 하는데 걸리는 시간을 매우 중요하게 생각한다. 의사결정에 걸리는 시간은 몇 초에서 몇 년 사이가 될 수도 있다.

Brecke와 Garcia는 의사결정 시간대와 관련된 4가지 요소로 구성된 의사결정 프로세스를 개발했다. 결정은 시간대가 다른 지점에서 이루어지지만, 결정에 대한 조치가 취해지지 않은 어떤 시점에서도 최종 결정은 기본적으로 이루어진다. 처음에 실무자들은 결정을 내릴 수 있는 기회가 있다는 것을 알고 있다. 결정이 명확해지고 무엇을 할 것인지를 결정하고 그 다음 행동 방침을 정한다.

이러한 과정의 마지막 지점은 실무자의 개입이 제한되거나 개입되지 않은 행동 과정을 초래하지 않는 기본적인 지점이다(Brece &

Garcia, 1995). 기본 옵션을 선택하는 것은 좀 더 정확하게 말해, 기본 옵션이 발생하도록 허용하는 것은 그 자체로 윤리적인 문제들을 수반하기 때문에 잠재적으로 환자에게 해로울 수 있다. 의료 서비스를 제공하는 사람은 자신의 환자를 보호할 책임이 있으며, 결정을 내리지 못하면 환자가 잠재적으로 좋지 않은 상황에 처할 수도 있다.

윤리적 의사결정은 전문가에게 요구되고 기대되는 기준이다. Pellegrion(1993)은 윤리적 원칙을 현실적인 것과 통합하여 의료 제공자가 윤리적 판단을 내릴 수 있도록 한다. 의료 제공자는 임상을 가이드하는 특정한 기준과 근본 방침을 가지고 있다. 여기에는 윤리적 근본 방침과 전문가적인 임상 기준이 있다(Newkrug et al., 1996). 윤리적 근본 방침은 일반적으로 광범위하게 작성된다. 그들은 문제를 식별하는데 도움을 주지만, 윤리적인 의사결정을 위한 방법론으로서의 역할을 하도록 의도된 것이 아니다. 어떤 행동을 인지하고 그 행동을 수행하려면 윤리적인 의사결정의 기술과 지식이 필요하다.

환자들은 자신의 의료 서비스 제공자가 합리적인 조치를 취하기 위해 윤리적인 문제에 대해 깊은 고민을 하고 있다고 기대할 권리가 있다. 이러한 단계는 환자와 사회의 신뢰를 바탕으로 한다. 비윤리적이고 이기적인 행동은 환자와 가족의 신뢰를 잃게 한다. Dove(1995)에 의하면, 실제상황에서 직업윤리를 적용하는 훈련 프로그램으로 신뢰를 잃는 것을 방지할 수 있다.

임종의 문제, 간병인 문제, 치료 기간, 치료 계획의 선택권은 종종 윤리적 문제와 얽히게 되고, 환자와 가족은 복잡한 윤리적 결정에 직면하게 된다. 한 세대 이상의 세대가 관련되었을 때 더 어려워지는데, 왜냐하면 같은 생각을 가지고 있더라도 표현 방식이 모두 다르기 때문이다.

대표적인 윤리적 의사결정 방법

윤리적 분석에 대한 고려사항은 윤리적 분석 틀을 보지 않고서는 완전히 알 수 없다. 이러한 기본적 방법은 대부분의 윤리적 의사결정 모델의 대부분에서 어떤 형태로든 통합된다. 이러한 방법은 "어떻게 해야 하는가"라는 질문에 대한 대답이다. 윤리적 모델은 많지만 의료분야에서 가장 흔하게 볼 수 있는 것은 선행 윤리, 결과에 근거한 윤리, 원칙에 따른 윤리이다.

선행 윤리: 선행은 "의료 서비스 제공자로서 우리가 어떻게 해야 하는가?"를 설명한다.

물리치료사의 이상적인 특징이나 특성이 무엇인지 생각해보자. 선행은 전문적인 행동을 정의하고, 종종 물리치료사와 환자의 관계에 대한 배경을 제공한다.

결과에 근거한 윤리: 이 윤리는 "어떻게 해야 하는가?", "어떤 과정을 거쳐야 하는가?"라는 질문에 대한 대답이다. 어떤 행동이든 우리는 그 행동의 '이로운 부분(goodness)'에 대해 판단해야 한다. 이를 위해서는 손해와 이익의 비율을 고려해야 한다. 어떠한 행동이 좋은 결과에 대한 가능성과 손해에 대한 잠재적 가능성을 어느 정도 가지고 있는가? '윤리적인 중지'를 하는 것은 결과를 고려하거나 잠재적인 '상대적인 손해'를 예상할 때 좋은 계획이다. 윤리적인 중지는 잠시 멈추고 다음을 고려해보는 순간이다. 행동했을 때와 행동하지 않았을 때의 결과, 예상되는 결과와 그 결과가 진정으로 의도한 것인지에 관한 것이다.

원칙에 따른 윤리: 이 방법은 내가 무엇을 해야 하는지에 대한 질문에 대한 대답이기도 하다. 이것은 자율성, 선행, 무해성 그리고 공평성의 기본 원칙을 사용하여 질문의 틀을 구성한다. 또한 미국물리치료협회 윤리강령에 가치 있는 바탕이 될 수 있는 것이다.

윤리적 의사결정 모델

개인의 생각을 정리하는 데 도움이 되는 윤리적 의사결정 모델은 많지만, 일부는 매우 단순하다. Tilt factor 모델은 개인이 직면하는 선택 사항과 장단점을 정의하고 결정을 변경시키는 요인을 tilt 요인으로 표시한다. 이 간단한 모델은 실제로 실무자들의 행동을 안내하지는 않지만, 그 질문을 구성하는 데 도움이 된다.

사용할 수 있는 많은 모델 중에 Lornblau와 Starling(2000) 모델이 있다. 이 모델은 문제에 대한 정보, 상황에 대한 사실, 이해 당사자의 인식 및 관심의 특성을 수집하기 위한 지침을 제공한다; 전문적, 개인적, 사업적, 경제적, 지적 또는 사회적 문제. 그 후, 실무자는 윤리적 질문과 관련되어 있는지, 그들이 직업 윤리강령을 위반했는지, 또는 그들의 도덕적 · 사회적 · 종교적 가치에 대한 잠재적인 오류가 있는지를 판단해야 한다. 이 모델은 또한 의료 과실과 같은 잠재적인 법적 문제를 확인하도록 한다. 적절한 결정이 필요할 경우, 그 전문가는 더 많은 정보를 수집하도록 요구된다. 이것은 의료 제공자가 잠재적인 행동을 브레인스토밍하고 선택한 행동의 과정을 분석하는 것을 권장한다.

물리치료사에게 잘 알려진 또 다른 윤리적 의사결정 방법은 Realm, Individual Process, Situation(RIPS) 모델이다(Swisher et al., 2005). RIPS 모델의 윤리적 의사결정의 단계는 여러 학문 분야가 관련된 팀이 직면하고 있는 문제의 많은 부분을 제시한다. 이 방법은 기본적으로 4단계를 포함한다(Nordrum, 2009). 윤리적 의사결정 과정을 더 잘 설명하기 위해 활용의 문제를 다루고 있는 사례를 통해 RIPS 모델의 세 가지 주요 구성 요소를 알아보고자 한다.

【사례 1】

좋은 것도 한두 번이지

Kirsch N. Ethical decision making: Application of a problem-solving model. *Top Geriatr Rehabil.* 2009; 25(4): 282–291.

Markham은 82세로, 비교적 건강이 좋은 편이다. 고혈압을 가지고 있으며, 8년 전 혈관우회로술을 받았다. 그는 40년 이상 소유하고 있던 2층 집에서 79세 아내와 함께 살고 있다. 대규모 제조회사의 경영진으로 근무하다가 은퇴했다. 그의 1차 보험은 메디케어이다.

2주 전, 한밤중에 이상한 느낌을 받고 깬 후 화장실을 사용하기 위해 침대에서 일어나려다 넘어졌다. 병원으로 옮긴 후 원인을 알 수 없는 열로 몸 상태가 악화되었다. 그 후 48시간 동안 열이 나지 않았을 때 재활을 위해 아급성 시설로 퇴원하였다.

Markham은 재활 치료를 하고 싶지만, 병원에서 받는 30분간의 치료도 매우 피곤하고 견디기 힘들어했다. 또한 한 번에 20분만 잠을 잘 수 있어 점점 지쳤다. 하지만 그와 그의 가족은 매일 나아질 것이라 확신하고 있다.

아급성 병원에서는 물리치료, 작업치료, 언어치료에 대한 검사를 받았다. 그는 검사 결과, 경미한 어지러움만 있을 뿐 언어와 인지에서는 문제가 없었으며 점점 나아지고 있었다. 따라서 그의 전체 프로그램은 물리치료와 작업치료로 구성될 것이며, 평가에 따라 물리치료사인 Tim과 작업치료사인 Casey와 함께할 것이다.

Markham은 매우 높은 수준의 RUG 재활에 배정되어 물리치료사 Tim과 작업치료사인 Casey는 RUG 레벨에 필요한 500분의 치료를 계획했으며 하루 1시간, 주 7일간 실시하였다.

Tim과 첫 운동을 한 15분 후, Markham은 혈압이 떨어지고 빈맥을 앓았다. 그는 땀이 계속 나고 무기력해졌다. Tim은 시간을 보충하기 위해 오후에 다시 Markham을 찾아갔다. 또한 Casey는 점심 식사를 마친 Markham을 만나 그가 협조하길 원했지만, Markham은 20분 이상 머리를 들고 있기가 어려웠다.

Tim이 오후에 Markham을 물리치료실로 데려오기 위해 갔을 때, 그는 잠들어 일어나기 어려워했다. Tim과 Casey는 일을 마친 후 Markham을 35분 동안 만났다. 그들은 재활의 선임자에게 이를 보고하였으며, 그는 500분을 채워 운동하는 것에 대한 중요성과 놓친 시간에 대한 보충에 대해 말했다. 또한 그는 Markham은 치료에 참여할 수 없다면 요양원으로 전원해야 한다는 사실을 알려주었다.

Tim과 Casey는 Markham이 두 번째 수준의 RUG 레벨인 것을 의아해했다. 그들은 Markham에게 그 수준이 되기를 강요한다면, 오히려 정신적으로 위험함을 우려했다. 반면, 만약 그가 그를 위한 프로그램을 할 수 없고 요양원으로 간다면, 집으로 돌아갈 가능성은 거의 없을 것이다. Tim과 Casey는 이러한 상황이 우려스러웠다.

다음날 그들은 다른 환자의 일정을 조율하여 Markham이 가능한 시간으로 조정했다. 조금씩 견디는 치료시간이 늘어났지만, 여전히 45분을 다 채울 수는 없었다. Tim과 Casey는 선임자에게 Markham님의 RUG 레벨을 낮춰줄 것을 요청했다. 그러나 낮은 레벨일 경우, 이 환자가 아급성 병원에 있는 것을 정당화하기 위한 시간이 충분하지 않았다.

Tim과 Casey는 경험을 통해 "되게 하라(make it work)."의 의미가 그들에게 치료시간을 충분히 제공해야 한다는 것임을 알지만, 시간을 채우는 위험을 환자에게 강요할 수 없음을 인지하고 있다. 그들의 상사가 그들의 우려를 받아들여줄 것이라고 생각하지 않고, 진실성(환자와의 신뢰)을 유지하면서 악행 금지(환자에게 해를 입히지 않기)를 하려는 욕구의 균형을 맞추기 위해 전문성의 가치가 쉽게 훼손된다고 느낀다.

수정된 RIPS 모델의 케이스 적용

우리는 Tim과 Casey의 경우를 Kornblau와 Starling(2000), Kidder (1996)와 Swisher의 동료들이 개발한 RIPS 모델을 결합한 다면적인 윤리적 의사결정 모델을 사용하여 이러한 상황을 해결하고자 한

RIPS 모델을 이용한 윤리적 의사결정을 위한 견본

1단계: 윤리적 문제의 인식 및 정의

영역	개인적 과정	상황
개인적 조직적/제도적 사회적	도덕적 민감도 도덕적 판단 도덕적 동기부여 도덕적 용기 도덕적 실패 도덕적 힘	이슈와 문제 딜레마 고통 유혹 침묵

2단계: 반영

1. 관련된 사실과 전후 사정의 정보는 무엇인가?
2. 주요 이해관계자는 누구인가?
3. 가능한 결과(의도하거나 의도하지 않은)는 무엇인가?
4. 관련 법률, 도덕적 의무, 도의적 의무와 윤리적 원칙은 무엇인가?
5. 이 상황에 대해 어떤 전문적인 자원을 말하는가?
6. 올바른 상황과 잘못된 상황에 대한 5가지 테스트(legal, strench, front page, mom, professional ethics)가 있는가?

3단계: 올바른 결정

문제를 해결하기 위한 접근법:
- 규칙 근거: 이미 시행 중인 규칙, 의무, 도의 또는 기본 원칙을 따름
- 결과 근거: 모든 이해관계자에게 결과 또는 대안이 되는 행동의 결과 그리고 유익하거나 해가 되는 결과를 결정
- 치료 근거: 관계에 따른 딜레마 해결과 타인에 대한 걱정(concern)

4단계: 구현, 평가, 재평가

- 당신은 이 상황에서 전문가로서 무엇을 배웠는가?
- 4가지 개별 프로세스의 강점과 약점은 무엇인가?
- 도덕적 민감도, 판단, 동기부여, 용기를 얻어 성장하기 위해 위해 전문적 활동을 계획할 필요가 있는가?

출처: Nordrum (2009).

다. John Nordrum(2009)에 의해 개발된 다음의 견본은 Kornblau, Starling과 Kidder와 RIPS 모델을 통합하기 위한 논리적 순서를 설정하는 데 도움이 된다.

1단계: 윤리적 문제 인식 및 정의

영역

이 사례는 개인적 · 조직적 · 제도적 · 사회적 영역 중 어느 영역으로 분류되는가?

이런 상황은 제도적 영역에 속한다. 환자의 보살핌은 제도적 정책에 의해 좌우되고 있지만, 여기에는 사회적 요소도 있다. 왜냐하면 제3자 납부자(Medicare: 미국의 노인 의료보험제도)가 규정한 정책 때문이다. 보살핌(care)은 지불 변수에 의해 결정되지만, 전문가는 치료 결과와 치료 선택을 비교해야 한다.

개인적 과정

Tim과 Casey의 상황에는 무엇이 필요한가? 어떤 개인적 과정이 가장 적절한가? 개별 과정에는 4가지 요소가 있다. 윤리적인 문제를 관리하기 위해 과정의 4가지 구성요소 모두 특정 시점에서 실시해야 하지만, 구성요소를 처리하기 위한 특정 순서는 없다. 4가지 구성요소는 다음과 같이 정의한다.

도덕적 민감도: 이것은 문제가 있을 때, 그 영향을 알고 있음을 인식하는 것이다. Tim과 Casey는 이것이 윤리적인 문제라는 것을 인식하고 있다. 그들은 Markham이 그가 견딜 수 없는 수준으로 대우하는 것을 합리화할 수 없다. 치료사는 강도 높은 치료가 유익하지 않으며, 그에게 해를 입힐 가능성이 높다는 것을 잘 알고 있다.

도덕적 판단: 개인은 가능한 행동과 그 영향이 모든 당사자에게 미칠 영향에 대해 고려한다. Tim과 Casey는 환자가 견디기 힘들어 하는 치료라면 굳이 할 필요가 없다고 생각한다. Markham이 정해진 수준의 프로그램에 참여할 수 없다면, 그에게 필요한 재활 프로그램보다 더 낮은 수준의 치료를 받고 집으로 퇴원해야 한다는 것을 알고 있다. Tim과 Casey는 Markham이 지구력을 키우기 위해 시간이 필요하다고 생각하기 때문에 안타까워하지만, 치료하지 않은 치료를 문서화할 수는 없다. 그들의 정직함으로 인해 치료가 중단되어야 할까?

도덕적 동기부여: 이것은 개인이 가능한 행동 과정을 고려하도록 하는 힘이다. Tim과 Casey는 환자에 대한 그들의 성실과 충실함을 잃지 않고자 한다. 그들은 그에게 서비스를 제공하면서도 그를 보호하기를 원한다. 상사가 Markham의 치료가 감소함으로 인해 발생하는 재정적인 영향만 신경쓰는 것 같았다. Tim과 Casey는 그의 치료 프로그램을 위해 회의록을 위조하거나, 그가 견딜 수 없는 수준으로 그를 치료하거나, 그를 상사의 지시에 따라 치료하고 적절하게 기록함으로써 조기 퇴원해야 하는 위험을 감수해야 하는 상황에 직면해 있다. 윤리적 의사결정에 서로 지지하면서도 윗사람으로부터 큰 지지를 받고 있다고 느끼지 않는 것이다.

도덕적 용기: 이것은 자아의 힘, 즉 잘못을 바로 잡기 위한 행동을 취할 수 있는 힘이다. 그것은 도덕적 성격과 상호 대체가 된다. Tim과 Casey는 Markham이 더 많은 치료를 견딜 수 있을 때까지 현실적으로 재활치료 시 수준 낮은 RUG를 받아야 한다고 생각한다. 그들은 이러한 보통의 접근법을 뒷받침하는 문헌을 인용하여 그들의 상사가 치료 프로토콜이 부족하다는 점을 이해하도록 해야 한다. 그 치료계획은 행정부에 의해 각 분야별로 의무적으로 실시하도록 함으로

써 자율성을 손상시켰다.

도덕적 실패: 이것은 4가지 구성 요소 중 하나가 부족한 것이다. 문제가 있음을 인식하지 못하고, 행동을 계획할 수 없고, 행동에 대한 동기부여가 없으며, 행동을 수행할 수 없다. 시설의 선임자와 행정부는 여러 영역에서 결함이 있는 도덕적 실패의 대상이 된다.

도덕적 힘: 이것이 부재할 경우 행동을 취하지 않는 요소이다. 상대적으로 신입일 경우, 도덕적 힘은 성장해야 하는 개념이다(Schaubroeck et al., 2010).

상황

어떤 것이 윤리적 상황의 문제인가? 어려움인가? 딜레마인가? 유혹인가? 침묵인가?

윤리적 문제: 실무자는 자신의 도덕적 의무와 가치에 대해 항상 도전이나 위협에 직면한다. 이것은 행동 방침에 대한 반성의 필요성을 초래한다.

윤리적 어려움: 초점은 실무자에게 있다. 실무자는 어떤 조치를 취해야 하는지 알고는 있지만, 옳은 일을 하는 데는 장애물이 있다. 각 개인은 자신이 되고 싶은 사람이 자신이 옳다고 생각하는 일을 하는 것이 불가능하기 때문에 약간의 불편함을 느낀다.

윤리적 딜레마: 이 유형의 문제는 도덕적으로 올바른 행동 방침 두 가지 또는 그 이상을 포함하고 있다. 한 가지 행동을 선택할 때 실무자는 옳고 그른 행동을 동시에 하고 있다.

윤리적 유혹: 이것은 도덕적으로 올바르지 않은 두 가지 이상의 행동 방침을 포함한다. 하나는 도덕적으로 옳고 다른 하나는 도덕적으로 옳지 않지만, 실무자의 결정에 의해 의식적으로 잘못된 행동을 선택하게 된다.

윤리적 침묵: 실무자가 문제를 무시하고 아무런 조치도 취하지 않는 것이다.

따라서 위와 같이 우리는 Tim과 Casey가 윤리적인 어려움에 처해 있다는 것을 알 수 있다. 그들은 그들이 취하고자 하는 바른 행동을 알고 있지만, 제도상의 제약 때문에 그러한 행동을 취할 수 없다.

고려할 사항

1. 옳고 그름은 도덕적 유혹이 될 수 있지만, 옳은 것 대 옳은 것은 다음과 같다.
   a. 두 세계의 최선
   b. 윤리적 딜레마
   c. 옳은 행동의 기회
   d. 정치적 싸움
2. 물리치료사가 상황을 바로잡기 위해 행동할 때 다음을 나타낸다.
   a. 도덕적 감수성
   b. 도덕적 판단
   c. 도덕적 동기
   d. 도덕적 용기
3. 물리치료사가 행동을 결정할 때, 다음을 나타낸다.
   a. 도덕적 감수성
   b. 도덕적 판단
   c. 도덕적 동기
   d. 도덕적 용기
4. 물리치료사가 윤리적 문제를 인지하지만 조치를 취하지 않으면, 이를 다음과 같이 부른다.
   a. 윤리적 고뇌
   b. 윤리적 딜레마
   c. 윤리적 유혹
   d. 윤리적 침묵

2단계: 반영

의사결정을 하는데 필요한 추가 정보를 수집하는 것이다.

상황, 환자 및 가족에 대해 우리가 알아야 할 다른 것은 무엇인가? Markhma, 환자 그리고 의료 전문가인 Tim과 Casey 그 외에 관계자는 누가 있는가? 다음 사람도 관계자 또는 잠재적인 관계자이다.

- 환자의 아내
- 기관과 감독자
- 기타 의료 서비스 제공자
- 보험 회사
- 국민 보호 업무를 담당하는 허가위원회
- 전문 협회와 윤리강령

행동의 결과는 무엇인가?

치료 계획을 결정하는 것은 환자와 치료에 사용할 수 있는 방법의 평가에 기초한다. 이 상황에서 평가는 치료에 필요한 것과 환자가 이용할 수 있는 방법이 있다. 평가는 환자가 이용할 수 있는 것에 기반을 두지만, 재활전문가는 기관/제3자의 지원에 따라 진료 계획을 세운다. 전문가들은 치료가 비합리적이고 잠재적으로 해로울 수 있다는 것을 인지해야 한다. 그러나 제안된 치료를 거부할 경우, 환자는 해당 시설 내 치료가 어려워질 수 있다.

무반응의 결과는 무엇인가?

재활 팀의 구성원들은 치료 계획에 의문을 제기하지 않고, 환자에게 RUG 매개변수를 적용하려고 한다면, 환자가 위험에 빠질 수 있다는 것을 알고 있다. Markham은 치료를 받기에 의학적으로 안정적이지 않다. 많은 경우에 환자가 미래에 치료를 받을 수 있을지 모르지만 현재의 회복 수준은 이것을 견딜 수 없기에 이는 민감한 문제이다. 재활전문가는 종종 환자 치료와 관련하여 환자와 외부 압력 사이에서 판단해야 하는 자신을 발견한다.

반영의 마지막 단계는 Ruthworth Kidder이 제안한 『좋은 사람들이 어려운 선택을 하는 방법』과 관련 있다(Kidder, 1996). Kidder는 초기에 4가지 표준 테스트를 제안했으나, 나중에 Kidder 테스트가 전문 윤리에 적용되면서 다섯 번째 표준 테스트가 추가되었다. 또한 윤리/전문 지침 점검 코드가 테스트에 통합되었다.

Markham 사례에 적용된 Kidder Test

Legal 테스트(법적 테스트)

- 위반될만한 법률이 있는가?
- 주 임상 법률은 부적절한 치료 제공에 대해 어떻게 말하는가?
- 다른 것에 의해 지시하거나 통제되지 않은 의사결정에 대한 자율성과 개인의 책임에 대해 면허가 있는 전문가의 행동은 무엇인가?
- 필요한 치료 기록을 작성하지 못할 경우, 재활전문가에게 잘못이 있을 수 있으며, 치료비는 RUG 수준에서 청구되고 있는가?
- 잠재적으로 잘못된 청구가 있는가?

Strench 테스트

상황이 옳거나 이상하게 느껴지는가? 진실성에 문제가 있을 때 전문가가 느끼는 잘못된 느낌은 strench 테스트에서 양성으로 나타난다. 개인은 '이상하다'라는 것을 안다. 전문가들은 의식적으로 이 상황이 발생하지 않거나 통제할 수 없는 것처럼 행동할 수 없다.

Front page 테스트

당신의 front page(첫 페이지)에 실리고 싶지 않은 잠재적인 홍보내용(관심)은 무엇인가? 의료계에 종사하는 사람은 일반적으로 자신이 하는 일에 자부심을 느낀다. 긍정적인 홍보는 모든 의료 실무자들이 좋아하지만, 부정적인 홍보는 모든 실무자들에게 부정적인 영향을 끼치므로 의료계에서 잘 받아들여지지 않는다. 부정적인 홍보는 대중의 신뢰를 떨어뜨리기 때문에 상당한 피해를 준다. 예를 들어, 이러한 헤드라인을 상상해보자. "수익증대 계획에 위배된 환자복지"

Mom 테스트

마지막 Kidder 테스트는 윤리적 의사결정의 많은 부분이 우리에게 영향을 준 사람들의 가치 체계를 반영하고 있다는 것을 인식하고 개인의 배경에 관심을 보인다. Kidder는 이것을 'mom 테스트'라고 부르지만, 이것은 당신의 엄마가 주입한 가치보다 더 넓다. 그것은 부모의 지도뿐만 아니라 전문가로서의 당신의 가치에 영향을 준 멘토, 교사, 동료 등을 포함한다. Mom 테스트는 모든 의료 전문가들이 겪는 상황에 대한 전문적인 가치와 개인적인 진실성으로 통합된다.

만약 당신이 생각하는 행동이 영향을 준 사람들의 가치 체계에 해당되지 않는다면, 중요하게 생각하는 가치와 더 일치하는 다른 행동을 생각해야 한다. 만약 행동이 달라져야 한다면, 받아들일 만한 다른 행동을 만들어야 하는 윤리적인 상황과 마주하게 된다. 이 경우, Markham의 복지에 대한 Tim과 Casey의 우려에도 불구하고, 이 환자를 계속 치료한다는 것은 mom 테스트를 통과하지 못할 것이다.

전문적 가치 테스트

이것은 원래 전문가를 위해서가 아니라, 사회 전반을 위해 고안된 Kidder 테스트에 추가된 요소이다. 전문적 기준에서 어떤 지침이 있을 수 있을까? 환자를 관리하는 물리치료사는 미국물리치료협회 윤리강령(2010) 지침을 이용할 수 있다. 코드와 다른 전문 문서들은 환자에 대한 책임이 무엇인지 결정하는 것을 돕는다. 미국물리치료협회 윤리강령과 물리치료 보조원의 윤리행동 표준은 2010년 7월 1일 전면 개정되었다.

다음과 같은 윤리강령 지침을 고려한다.

- 3A: 물리치료사는 모든 임상에서 환자/고객의 최대 이익에 대해 독립적이고 객관적 · 전문적 판단을 해야 한다.
- 7A: 물리치료사는 자율적이고 책임감 있는 전문적인 판단을 할 수 있는 임상 환경을 만들어야 한다.

환자를 대신하여 치료사가 만든 사례는 현재의 근거를 포함하고 있으며 문헌에 의해 입증되었다. 이는 원칙 3B와 일치한다. 물리치료사는 전문적인 기준에 의해 제공되는 전문적인 판단을 해야 한다. 실무자의 경험 및 환자/고객 가치에 의해 입증된다(현재 문헌과 모범사례 포함)(APTA, 2010).

상황이 Kidder 테스트를 통과하지 못하면, 더 이상 진행할 필요가 없다. 남아있는 유일한 문제는 의료 전문가가 적절한 조치를 취할 도덕적인 용기를 가지고 있느냐 하는 것이다. 이 경우의 행동은 직업적 청렴성을 유지하기 위해 취해져야 한다(Kirsch, 2006). Tim과 Casey는 환자에게 필요한 부분을 기관에서 요구하는 사항보다 우선으로 생각하여 행동을 취하는 것이 전문적인 가치관에 적합할 수 있다.

3단계: 올바른 선택

3단계는 모든 자료 조사가 끝난 후, 결정을 할 준비가 다 된 상태를 가정한다. Kidder 테스트는 5가지 기준에 따라 사실에 입각한 정보를 판단한다; 법률, 일면, 부모/멘토 그리고 전문적인 지침.

Kidder 테스트 중 하나라도 양성이면 조치를 취해야 한다. 상황이 Kidder 테스트를 통과하더라도 고려해야 할 윤리적 문제가 있을 수 있다. 그 시점에서 당신이 수집한 정보는 3가지의 윤리적 의사결정에 대한 고전적 접근이 고려된다; 규칙 근거, 결과 근거, 치료 근거.

규칙 근거 접근법

규칙 근거 접근법을 사용하는 사람들은 다른 모든 사람들이 따라야 한다고 생각하는 것을 따른다. 이것들은 이미 시행 중인 규칙, 의무 등이다(Gabard & Martin, 2003). 절차, 테크닉 및 방법은 '표준적인 치료'로 간주된다. 치료하기 위해 선택된 여러 변수를 적용하고 특정한 한계를 명확하게 정의하는 접근법을 생각하기 쉽다. 또한 객관적인 측정은 아직 치료가 도움이 되지 않을 수 있는 의학적으로 허약한 환자를 과도하게 치료해야 하는 윤리적 딜레마에 대한 지침을 제공하기 위해 사용할 수 있다. 혈압, 심박수, 산소 흡수, 운동에 대한 반응과 같은 표준화된 평가는 쉽게 적용할 수 있고 객관적으로 평가할 수 있다.

환자 상황에 규칙 기초 접근법을 적용하면 환자가 견딜 수 없을 경우 그 치료를 환자에게 하지 않을 수 있다. 이 접근법은 환자가 표준이 아닐 수 있기에 더 이상 치료를 받을 수 없는 경우 환자를 치료하지 못할 수 있다는 것에 유의해야 한다.

결과 근거 접근법

결과 근거 접근법을 사용하는 사람들은 대부분의 사람들에게 가장 큰 이익을 가져다주는 것은 무엇이든지 한다. 행동 분석과 결과 분석은 환자뿐만 아니라 모든 관계자의 장단점을 살펴볼 수 있다(Sugarman, 2000). 결과 근거 접근법은 사회에 대한 일반적인 이익을 더 많이 보고, 개인의 요구를 덜 고려한다. 이것은 우리의 경우에 가장 가능성이 적은 응용 프로그램이다.

치료 근거 접근법

치료 근거 접근법을 사용하는 사람들은 골든 룰(당신이 그랬듯이 다른 사람들에게도 하기)(Gabard & Martin, 2003)을 따른다. 상황은 다른 사람과의 관계와 관심에 따라 해결된다. 의료 서비스 제공자는 그 상황에서 완전히 벗어나기 어렵지만, 그들은 환자 치료의 전체적인 상황에 윤리를 통합하는 것이 얼마나 중요한지 알게 하는 개인적인 경험이나 다른 환자 치료 상황을 생각할 수 있다.

3단계는 재활전문가가 내린 결정을 실행하도록 권장한다. 이것은 문제를 해결할 수 있는 합리적인 근거가 되지만, 계획을 실행한다고 해서 의사결정 과정이 끝나는 것은 아니다. 각 상황은 더 많은 것을 알도록 하고, 미래의 상황에 대해 실행 가능한 계획을 세울 수 있는 기회를 제공한다.

4단계: 실행, 평가 및 재평가

선택한 의사결정 과정의 행동에 대해 되돌아보고 향후 이러한 유형의 윤리적 상황을 피하기 위해 필요한 조치를 생각하는 것이 전문가의 책임이다. 행동을 되돌아보는 것에 대한 책임은 개인뿐 아니라 기관에도 있다. Tim과 Casey가 마주하고 있는 상황은 치료사가 맞지 않은 치료 계획을 실행하는 것이 어렵다는 것을 지적한다. 환자의 팀 전체가 협력적으로 치료해야 한다. 가장 긍정적인 결과를 얻기 위해 환자와 가족이 포함된다. 팀이 하나로 활동하기 위해서는 각 팀 구성원의 고유한 기여와 그러한 기여가 환자에게 도움이 될 수 있는 방법에 대한 상호 이해와 존중이 있어야 한다(Badawi, 2016; Keehan et al.,

2008; McCarthy & Gastmans, 2015).

처음에는 전문가가 몇 가지의 확인을 하고 다음 질문에 답해야 한다.

- Markham 사례와 그의 치료 계획을 통해 무엇을 배웠는가? Tim과 Casey를 위해 그들은 실무자의 전문적인 책임을 확인했다. 그들은 또한 책임에 대해 맞지 않은 환경의 제한점을 인식했다.
- 개개인의 과정과 관련하여 실무자의 장단점은 무엇인가? 개인은 도덕적인 감수성, 판단력, 동기부여, 용기를 보이는가? Tim과 Casey는 도덕적 감수성, 판단력, 동기부여를 보여주었다. 우리는 이 시나리오의 결과를 모른다. 하지만 우리는 도덕적인 용기가 그들의 환자를 보호하기 위해 그들의 입장에서 명백한 행동을 필요로 한다는 것을 알고 있다.
- 도덕적 힘의 필요성을 인식하면서 나아가는 능력을 키울 수 있는 충분히 성숙된 직업인가?
- 제공자가 이러한 기술 중 하나 또는 전체를 개발해야 한다면, 어떤 유형의 전문 활동이 이것을 해내는데 도움이 될 것인가? 윤리적인 추리는 습득할 수 있다(Handelsman, 1985). 윤리적 의사결정 기술을 가르치는 가장 좋은 방법은 사례 연구이다(Reuben et al., 2004). 윤리를 가르치는 것은 이론적 의사결정에 내재된 불확실성을 감소시킨다. 이러한 기술을 더욱 발전시킬 수 있는 기회를 찾는 것은 윤리적 의사결정을 하는데 매우 중요하다.
- 기대했던 결과가 있었는가? 부수적인 피해는 없었는가? 윤리적인 상황에 직면했을 때, 우리는 어떤 결과가 나올 수 있는지에 대한 편견을 가질 수 있다. 결과를 되돌아보고 우리가 예상

했던 것과 비교하는 것이 중요하다. 이것은 특히 부수적인 피해가 초기 상황보다 더 심각할 수 있는 경우에 중요하다. 부수적인 피해를 방지하는 것은 사실 이후에 그것을 개선하려는 노력보다 더 중요하다. 위험/이익 비율과 유사한 부수적인 손상에 대해 철저히 분석 후 이를 방지하기 위한 매커니즘을 제안할 수 있다. Elger와 Harding(2002)은 부수적인 피해를 예방할 수 없다면, 윤리적인 약점의 결과로 발생할 수 있는 것보다 피해가 더 심각한지에 대한 판단할 수 있는 평가가 있어야 한다고 제안한다.

이전의 경우는 광범위하게 분석되었다. 좀 더 임상적으로 친숙한 접근법을 통해 다음 사례를 살펴보자.

【사례 2】

선을 넘는다면?

Kirsch N. *Ethics in Practice PT: The Magazine of Physical Therapy*. February 2017.

Jim은 적어도 1년에 한 명 이상의 학생 물리치료사를 두는 것을 제안한다. 시간은 많이 걸리지만 전문적인 책임감을 강하게 느끼게 한다. 그는 학창 시절의 임상 강사를 감사하게 기억하며, 학생들에게 양질의 경험을 제공하면서 '선행 나누기'를 원한다. 대규모 재활병원의 다른 치료사들도 학생 프로그램을 직업에 종사하기 위한 중요한 방법이라고 생각한다. 주립대학의 3학년인 Tom이 최종 임상 실습을 시작한다. Jim과 Tom은 바로 잘 맞았으며, Jim은 Tom에게 환자와 병원에서 일상을 함께하도록 했기 때문에 다양한 환자들이 모여 있는 매우 바쁜 임상적 환경에서 빠르게 배울 수 있었다.

바쁜 나날을 보내고 있던 어느 날, 두 사람은 다가올 시즌에 대한 스포츠에 대한 농담을 주고받는다. Jim은 환자 치료에 들어가고 Tom은 바쁜 것 같은 Jim을 기꺼이 돕는다. Tom은 Tom과 Jim이 일하고 있는 곳을 방문했던 임상실습 담당자와 통화 중이다. 실습 계약서가 체결되어야 Tom은 이 실습에서 수행해야 하는 것들이 더 명확해진다고 생각한다. 왜냐하면, Jim이 바쁠 때도 그는 Tom에게 환자를 보도록 넘겨줄 수 없었기 때문이다. 그들은 여전히 매우 좋은 업무 관계를 유지하고 있었다.

어느날 Jim은 Tom에게 주말에 이사를 하는데 일을 도와주려던 친구가 아프다고 말했다. Tom은 그의 제안을 "내가 신체역학에 중요한 점을 알려줬으니 날 도와줄 수 있겠니?"라고 말하는 것처럼 보였다. Tom은 주말에 계획이 있었다. 그러나 모든 사람이 그의 CI를 돕는 것이 중요하다고 이해해 줄 것으로 생각되었다. 그는 자신에게 아주 잘해주던 그를 위해 CI를 도울 수 있는 것을 기회라고 생각했다. 하지만 더 많은 생각을 하면 그에게 '아부하는 것'으로 보일 수 있다는 우려도 있었다. 그는 그것이 옳다고 생각하지는 않지만 선택의 여지가 별로 없다고 생각하면서 토요일과 일요일에 기꺼이 그를 돕기로 했다. 월요일 아침, Tom과 다른 학생들은 주말 동안에 있었던 일을 공유하였다. Tom이 주말 동안 Jim을 도왔다는 것을 이야기할 때, 그들은 하루를 시작하기 전에 "당연히 합격하겠구나~."라고 말하면서, 서로 아는 체하는 눈빛을 주고받았다.

이것은 표면적 · 윤리적으로 그다지 중요하지 않은 것처럼 보일 수 있지만, 많은 잠재적 영향을 고려할 때 다소 의미 있는 경계점이 발생하고 다른 상황을 쉽게 추정할 수 있다.

윤리적 문제 인식 및 정의

어느 **영역**에서 이런 일이 일어나는가? 이것은 개인의 영역에서 일어나고 있다. 그것은 CI인 Jim과 고군분투하여 열심히 하는 학생인 Tom 사이에 일어나는 상황이다.

Jim의 **개인적인 일**은 도덕적 민감성에 관한 부분이다. 그는 그가 학생들을 어려운 상황에 놓이게 하고 있다는 것을 인식하지 못한다. Tom에게 있어서 그는 도덕적인 판단에 직면하도록 한다. 기꺼이 돕겠다는 그의 의지가 어떻게 보일 것인가? 그리고 만약 그가 그것을 거절한다면, 어떻게 될 것인가?

윤리적인 상황. 이것은 Jim에게는 도덕적인 문제지만, Tom이 내리는 결정이 적절한지를 판단하려고 하기 때문에 Tom에게는 잠재적인 어려움이 된다. 이것은 또한 학생인 Tom이 치료사와 학생 관계를 넘어서는 상황임을 인식하고 도덕적인 유혹으로 생각할 수 있지만, 이를 통해 잠재적인 혜택을 받을 수 있기 때문에 필요하다면 무엇이든 도울 수 있다.

반영

반영의 단계가 짧은 윤리적 분석으로 모두 해결되는 것은 아니다. 실무자는 필요한 정보를 얻을 수 있는 분석적인 측면을 선택한다.

1. 이해 관계자는 누구인가? 이해 당사자를 정의하는 것은 치료사가 이 사건의 더 넓은 본질에 대해 성찰하는 것을 돕는다. 그것은 단지 Jim과 Tom이 관련된 것이 아니라 현재와 미래에 Tom이 치료할 능력이 없을 경우에 영향을 미친다. Tom의 의심스러운 역량은 환자와 그 직업의 신뢰성에 영향을 미칠 수 있다. 그의 행동은 학교에도 영향을 미친다. 임상 교육 책임자는 Tom이 겪고 있는 어려움을 알고 있어야 하며, 학교는 임상 강사의 객관성을 가지고 학생이 임상 실습을 하는지 판단할 수 있어야 한다.
2. 가능한 결과(의도하거나 의도하지 않은)는 무엇인가? 가능한 결과는 Jim이 만든 이중 관계가 친하지 않은 다른 학생들을 평가하는 것과 다른 기준을 사용하여 Tom을 평가할 수 있다는 것이다.

3. 관련 법률, 의무는 무엇인가? 그는 공정해야 할 의무가 있으며, 윤리강령 4B에 설명되어 있는 Tom에게 부당한 압력을 가했다.

윤리적 원칙. 물리치료사를 위한 윤리강령의 다음 원칙은 Jim의 의사결정 과정에서의 지침을 제공한다.

- 원칙 4B: 물리치료사는 감독, 평가 또는 기타 권한을 가진 사람을 착취해서는 안 된다.

고려할 사항

5. 치료 기준에 따라 조취를 취할 때, 필요한 기반은 무엇인가?
   a. 치료 기반
   b. 규칙 기반
   c. 종료 기반
   d. 윤리 기반

6. 최대의 이익을 달성하기 위한 조치를 취할 때, 이는 다음과 같다.
   a. 치료 기반
   b. 규칙 기반
   c. 종료 기반
   d. 윤리 기반

7. 윤리적 의사결정 전문가의 마지막 단계는 다음과 같다.
   a. 이행, 평가 및 재평가
   b. 인식과 반영
   c. 결정과 이행
   d. 보고서 작성

CHAPTER 6

앞으로의 윤리적 과제

의학이 발달하면 윤리적 의사결정도 발달한다. 우리의 선택사항은 확장되었지만, 이러한 변화의 기본 변수는 일정하다. 끊임없이 진화하는 의료환경에서 참조 및 안정성의 틀을 제공한다.

예를 들어, 생의 마지막을 생각해보자. 선택할 수 있는 의학적 치료 방법이 없을 때, 할 수 있는 윤리적 선택은 거의 없었다. 의학이 발전함에 따라 사람들을 살릴 수 있는 선택사항뿐만 아니라, 사람들을 죽게 할 수도 있는 문제에 직면하게 되었다.

건강 관리 수준이 향상됨에 따라 삶의 질도 향상될 것으로 희망하며, 이로 인해 물리치료사의 역할도 더 중요하게 되었다. 이 주제에서 흥미로운 점은 새로운 의학 기술 발전이 계속 진화하고 있다는 것이다. 모든 발달이 환자에게 최선이거나 적절하지는 않다. 이에 새로운 기술을 채택할 때 우리는 의료 서비스 제공자로서 현명하게 선택하여야 한다. 기술이 진보함에 따라 재활을 발전의 수혜자로 간주한다. 그러나 여전히 접근의 공정성, 자원 배분의 공평성과 같은 문제가 남아 있다. 우리는 단지 새로운 방법이나 중재의 참신함 때문에 환자 또는 기술에 더 많은 시간과 자원을 소비하지 않도록 주의해야 한다. 또한 기술은 우리에게 책임 있는 연구와 치료를 요구한다.

아래의 각 주제는 재검토 시 더 많이 개발되거나 이 목록에서 주요한 치료법으로 발전될 것이다. 그러나 이것이 완전한 목록은 아니다. 발달 중에는 물리치료의 전달과 중재가 미래에 미치는 영향에 대해 고려해야 할 것을 생각하는 것이 시작이 된다. 새로운 기술과 기법의 가치를 완전히 평가하기 위해서는 환자 중심적인 초점을 유지해야 한다. 각각의 새로운 기술 또는 기법은 위험-이익 비율, 가치, 비용 및 가치, 기능의 가치와 비용, 확실한 긍정과 부정의 결과를 토대로 평가해야 한다.

물리치료의 새로운 기술
중재와 배분
유전체학과 유전자 치료
자궁 내 치료적 수술
줄기세포 연구
비-마약성 치료 선택에 대한 고려
심각한 통증(병)이 있을 때의 운동
먼 거리에서의 원격의료
로봇 공학

물리치료의 새로운 기술

물리치료의 새로운 기술은 지속적으로 발전하고 있다. 물리치료사들은 이 분야에서 최신 변화와 함께 유지하기 위한 윤리적인 의무를 가진다. 원칙 6: "물리치료사는 지식, 기술, 능력 그리고 전문적인 행동양식의 지속적인 습득과 개선을 통해 전문지식을 강화해야 한다." 또한 물리치료사는 새로운 기술들을 습득하고 임상활동을 위한 기술의 가치를 결정해야 할 의무를 가지고 있다. 원칙 6C: "물리치료사는 내용 또는 기술을 임상에 적용하기 전에 전문 개발에 제시된 내용의 적용가능성과 뒷받침할 수 있는 근거를 강화해야 한다.

물리치료사가 새로운 테크닉과 기술을 적용할 때 명심해야 할 또 다른 과제는 그로 인한 효과가 있을 만한 사람들에게 적용해야 한다는 것이고 필요한 사람들에게 가능한 한 많이 제공해야 한다는 것이다. 많은 기술들은 그들을 필요로 하는 사람들에게 적용해야 한다. 원칙 8B: "물리치료사는 의료 격차와 불평등을 줄이고 의료 서비스에 대한 접근을 승인하고, 사람들의 건강 및 예방의학적 요구가 해소되도록 지지해야 한다.

유전체학과 유전자 치료

개별화된 의학 세계에서 흥미로운 연구의 특징은 유전체학과 유전자 치료이다. 단 하나의 결함 유전자로 인한 낭포성 섬유증 및 겸상적혈구 빈혈과 같은 질병은 출생 시에 아이의 게놈을 차례로 배열함으로써 치료할 수 있다. 유전자 치료는 변화의 잠재력이 있고, 물리치료사들에게 환자가 높은 삶의 질을 누릴 수 있도록 도와주는 도전과 기회이다. 게놈학계에서 무시할 수 없는 것은 인간 유전체를 변경할 수 있는 능력이 "설계자 또는 설계된 인구"를 의미할 수 있다는 것이다. 숙고를 위해 윤리적으로 반드시 해야 하는 고전적인 예가 있다. "우리가 할 수 있기 때문에, 우리가 해야 한다는 것을 의미하는가?" 우리는 기술이 허용하는 선택사항을 신중하게 고려해야 한다. 인간의 유전체를 대체하는 과학계의 능력은 완벽한 인류 창조의 잠재력을 가진 "설계된 아기"를 창조할 수 있는 기회로 이어진다. 윤리적 영향은 도전 과제인 것이다(Juengst et al., 2016).

자궁 내 치료적 수술

자궁 내에서의 중재로 인해 출생 시 잠재적으로 부정적인 결과에 영향을 줄 수 있는 가능성은 의료와 교육 자원뿐만이 아니라 재정 자원에도 큰 영향을 미친다. 가장 중요한 것은 당연히 개인의 삶의 질에 큰 영향을 미친다는 것이다. 자궁 내에서의 결함 및 보수의 인지는 미래에서 볼 수 있는 물리치료사 유형에 큰 영향을 줄 수 있다. 아기가 살아남고 첫 생일을 지나고 잘 자라면서 미래 환자의 수 또한 바뀔 수 있다. 다른 사람들은 그들이 자궁 내에서 중재하지 않고 해왔던 대로 광범위한 수준의 돌봄을 필요로 하지 않을 수 있다(Wojcicki & Drozdowski, 2010).

줄기세포 연구

20세기 후반과 21세기 초반, 가장 유망하고 혁신적인 연구 중 일부는 줄기세포 연구와 척수 손상 및 만성질환과 같은 수많은 의학적 문제가 있는 사람들의 삶의 질에 대한 영향과 관련이 있다. 유전체학 및 자궁수술의 혁신과 마찬가지로 줄기세포 분야의 연구의 적용에 따른 수많은 이점을 면밀히 검토해야 한다. 그러나 의료계의 새로운 국면에 대해 몇 가지 우려가 있다. 의료적인 돌파구는 유망한 것 이상이지만, 수익성 사업가가 지원하는 분야의 연구는 환자에게 어떠한 해를 끼치지 않고 어떤 이점이 있는지에 대한 연구가 최고 수준으로 유지되어야 한다(Hagan, 2013).

통증을 줄이기 위한 비-마약성 치료 선택에 대한 고려

비-마약성 치료 선택에 대한 고려는 현재 매우 인기 있는 주제이지만, 물리치료를 사용한 통증 완화는 물리치료의 한 분야로 인정받았다. 그럼 여기서 윤리적으로 반드시 지켜야 하는 것은 무엇인가? 물리치료사가 물리치료로 무엇을 할 수 있는지를 입증하고, 대중과 의료계에 물리치료의 가치를 인식하도록 돕는 사회적 책임에 대한 중요성을 보여준다(Taylor, 2017). 원칙 8D: “물리치료사는 일반 대중에게 물리치료의 이점과 물리치료사의 고유한 역할에 대해 교육해야 한다.” 가치 있는 정보를 유포하는 것은 전문인력의 책임이다.

심각한 통증(병)이 있을 때의 운동

복잡한 의학적 상태를 가진 사람들은 종종 운동에 대해서 주의를 받으며, 이러한 운동성의 부족은 병적 상태를 악화시키기도 한다. 이것은 대부분의 상황에서 가장 권장하는 진화적 치료 이론의 예로서 매우 명확한 치료 효과가 있다(Shih et al., 2015). 다시 한 번, 관련된 근거를 수집하고 대중 및 의료계와 공유하면 기준을 변경하고 예상 결과를 조정할 수 있다. 윤리 관례는 물리치료사가 정보를 공유하도록 권장한다. 원칙 2C: "물리치료사는 환자 또는 대리인이 물리치료 요법이나 임상 연구 참여에 대한 결정을 내리는데 필요한 정보를 제공해야 한다."

먼 거리에서의 원격의료

먼 거리에서의 원격의료(telehealth)는 접근에 관한 것이다. 제공자에게 접근하는 것과 제공자가 환자에게 접근하는 것이다. 그러나 물리치료와 같은 '직접 해야 하는' 직업일 경우, 치료 인도 모델에 대한 우려가 존재한다. 환경에 관계없이 기본 윤리원칙을 우선으로 하지만, 원격의료는 또 다른 물리치료의 업무환경이다. 원격 전문가는 훌륭한 적용방법이지만, 현장의 제공자를 대체할 수는 없다. 실전은 부분적이 아닌 사람 전체를 보는 환자 중심적으로 유지되어야 한다. 이 치료모델은 간병인에게 접근하는 것뿐만 아니라, 경력 있는 간병인을 통해 주요 의과대학 부속병원 근접한 환자들이 유사한 접근을 할 수 있게 제공한다. 환자-치료사 관계의 중심을 유지하는 것은 원격의료의 틀을 잡고 물리치료 요법을 제공하는 맥락에서의 배치에 도움이 된다. 예를 들면, 소규모 농촌 응급실에서 화상회의로 원격진료 상담을 통해 정맥 혈전 용해 요법을 시행해야 할지를 결정하는 것과 같은 이점이 있다. 이처럼 치료를 위해 이동 중인 환자들이 물리치료사와의 상담을 통해 안전하고 효과적인 재활 프로그램을 시작할 수 있다(Cheshire, 2017). 윤리강령은 물리치료사에게 다음과 같은 내용을 상기시켜준다. 원칙 2: "물리치료사는 환자/고객의 권리와 필요를 다룰 때, 신뢰할 수 있고 인정이 있어야 한다."

로봇 공학

로봇 공학의 기술적 이점은 연구 및 혁신 단계에 있다. 물리치료사의 경우, 다른 의료 서비스 제공자와 마찬가지로, 로봇과 관련된 윤리적 문제는 제공자와 환자 간의 관계를 중심으로 한다. 로봇 공학의 사용은 다른 유형의 기술을 돌보기 위해 보조와 같이 사용하는 것과 유사하다. 일관된 어떠한 연구 시도와 행동은 책임 있는 연구 요구사항에 따라야 한다. 환자 삶의 질을 향상시키기 위한 로봇 공학의 기능적 사용은 초기 탐색 단계에 있다. 생물 의학공학과 결부된 물리치료 전문지식은 당연히 협력관계이다(Stahl & Coeckelbergh, 2016).

① 물리치료사의 큰 노력 없이 더 나은 치료를 할 수 있을 것이다.

② 환자중심의 치료는 적절한 윤리 지침으로서의 방향을 제시한다.

PART 2

윤리적 의사결정

사례 분석

CHAPTER 7

사례 분석 소개

여기서 언급된 사례는 이전에 PT in Motion에 발표되었으며, 미국물리치료사협회(American Physical Therapy Association, APTA)의 허가를 받아 채택되었다.

7장은 사례 논의와 토론으로 구성되어 있다. 윤리적 의사결정을 임상에 통합하는 가장 효과적인 방법은 사례에 대해 토론하는 것이다. 이 장에서는 이러한 다양한 방법을 통해 사례 토론을 할 수 있다.

그것은 여러 명이 함께 집단으로 논의하거나 개별적으로 윤리적 의사결정 과정의 요소를 분석하여 다양한 유형의 피드백에 대해 논의할 수 있다.

사례의 활용 방법과 관계없이 물리치료사와 학생에게 임상적 의사결정 능력을 보완하고 강화할 수 있는 기회를 제공한다.

이 섹션에는 8개의 사례가 있다. 사례들을 적절한 섹션에 배치하여 실무자가 겪는 다양한 윤리적 문제를 설명할 것이다. 물론 그들이 묘사하는 사례와 사례 사이에는 상당 부분이 중복된다. 한 섹션에서 여러 사례를 논의하면 비슷한 유형의 문제가 매우 다르게 나타날 수 있다는 것을 알 수 있지만, 체계적인 분석 형식을 사용하는 임상가는 공통적인 특징을 인식하여 앞의 특정 상황을 관리하는 데 도움을 줄 것이다. 각 사례의 끝에는 고려와 반영이라는 섹션이 있다. 이를 통해 독자는 주요 이해당사자들의 사고과정을 살펴볼 수 있다. 주요 인물들의 관점에서 상황을 검토하는 것은 당신의 윤리적 의사결정을 구체화하는 데 도움이 될 수 있다.

당신의 의견이 다른 임상가들과 다른 많은 방법이 있고, 당신이 이것을 제공하도록 권장하는 상황에 대해 매우 다른 견해를 가질 수 있다. 그러나 윤리적 의사결정 과정을 통해 윤리적인 결정에 접근하는 것이 가장 중요하다. 처음에는 이것이 다소 투박한 것처럼 보일 수 있지만, 환자의 평가 구조가 자연스럽고 유동적이게 되는 것처럼 체계적인 사고의 일부가 될 것이다.

윤리적인 대응을 개발할 때 명심해야 할 것이 하나 더 있다. 한 문제를 해결하면 일부 이해관계자에게 불리한 영향을 미칠 수 있으며, '부수적인 손해'를 고려하여 결정된 조치가 잠재적인 문제가 될 소지가 있는지 여부를 따져보는 것이 중요하다.

본 소개는 이 사례를 분석할 수 있는 한 가지 방법에 대한 지침을 제공하기 위해 완전히 개발된 사례로 시작한다. 윤리적 문제를 분석하는 방법은 여러 가지가 있지만, 이들이 공통적으로 가지고 있는 것은 향후 분석에서 쉽게 참조할 수 있는 공통적인 요소를 임상의사에게 제공하는 체계적인 접근이다. 임상 경험이 발전함에 따라 임상 실습의 윤리적 토대를 포함하는 모든 전문적 행동이 발전해야 한다.

다음의 사례를 사용한다: 직무설명서에 없는 것(사례 3)을 통해 윤리적 의사결정의 이해를 강화시킬 수 있다. '윤리적 의사결정 워크시트'의 기울인 글꼴은 학생의 응답을 나타낸다. 이후의 사례들은 자신의 결정에 대한 자신의 추론과 정당성을 개발할 수 있게 해줄 것이다.

다음은 사례를 검토하고 수정된 버전의 RIPS 모델을 사용하여 사례를 분석하는 방법의 예이다.

[사례 3]

직무설명서에 없는 것

전문 교육의 임상 부분은 여러 분야에서 다르게 관리된다. 예를 들어, 간호에 종사하는 간호사들은 일반적으로 임상 환경에서 교훈적인 지시로 이어지게 하는 헌신적인 학문적 교수진들과 함께 임상 환경에 동반한다. 상담이 가능하지만, 간호사들은 주로 환자 치료에 전념한다. 작업치료에 종사하는 작업치료사들은 물리치료에서와 비슷한 임상 교육 모델을 가지고 있다. 두 분야 모두에서 교육의 임상적 측면은 현장에서 이루어지며 강사는 임상의이다. 기존 프로그램이 학습 규모를 확대하고 새로운 프로그램이 계속 만들어지면서 임상 현장에서의 경쟁이 더욱 심화되고 있다.

Bruce는 1년 전 졸업할 때 매우 신중하게 재활연구소(The Rehab Institute, TRI)를 선택했다. 그곳은 그가 생각하는 '꼭 해야 할 것'을 모두 가지고 있었고, 1년 후 그가 가졌던 모든 경험을 되돌아보면서 그는 얼마나 훌륭한 선택을 했는지 확인할 수 있었다. 매년 검토에서 그는 감독관 Sheely와 다음 단계에 대해 논의하였다. 그는 Neurological Clinical Specialist 시험 준비를 시작하고 있었기 때문에 신경계 층에 계속 머물렀다. 그는 일반 물리치료사에서 신경계 운동치료실 I의 리더 물리치료사로 승진했다. Bruce는 전문적으로 성장할 수 있는 새로운 기회에 기뻤다. 그러나 기쁘기도 했지만 두려움도 있었다. 그중 가장 큰 것은 재활연구소에 오래 있음으로 얻은 직위였다. 4주 후에는 첫 학생과 일하게 될 것이다. 그는 흥미진진한 임상 경험을 미래의 동료와 나눌 수 있는 기회에 설레면서도 단지 1년 후배인 누군가에게 복잡한 임상 실습에 대해 지도할 준비가 되어 있는지에 대한 의문을 스스로 가질 수밖에 없었다. Sheely는 또한 신경계 운동치료실 I은 많은 임상의들이 자진해서 학생들을 데려가지 않기 때문에 소수의 학생들이 로테이션할 것이라고 알려주었다. 그녀는 그에게 우선권을 주도록 하였다. Bruce는 Sheely에게 말을 꺼내지 않았지만, 혼란스러웠다. 그는 학생의 존재 여부는 선택사항이 아니었다.

재활연구소는 여러 분야에서 환자 치료와 학생 훈련으로 유명한 세계적인 교육 시설이었다. 그가 이곳에 온 이유 중 하나는 훌륭한 임상 교육 프로그램에 참여할 기회를 얻기 위해서였으며, 이것이 재활연구소에 출근한 모든 사람들이 느끼는 매력이라 생각했다.

Bruce는 Sheely가 Bruce에게 준 책임을 다하기 위해 수술 후 병동에 있는 Lynn을 찾아갔다. 그녀는 신경계운동치료실I의 치료사들이 다양한 이유로 학생을 데려가지 않는다는 Sheely의 말에 동의했다. Bruce는 납득이 가지 않았다. 다른 이유가 있다고 생각했다. 휴가 계획의 갈등, 배정된 학생들과 함께할 수 없는 로테이션 시간 등 분명히 그 원인은 행정적으로 고칠 수 있는 것이었다. 그는 그 원인을 밝혀내기로 결심하였고 더 책임감 있는 자세로 재활연구소에 대한 그의 첫 공헌으로서 그는 신경계운동치료실 I이 병원 전체에서 가장 생산적인 임상 교육 현장 중 하나라는 것을 확실히 할 생각이었다.

그는 신경계운동치료실 I에서 나머지 7명의 팀원을 찾아냈고, 그들 중 3명은 2년 넘게 학생이 없었고, 1명은 학생이 없었다는 것을 알 수 있었다. 나머지 2명의 치료사들은 지난 1년 동안 2명의 학생들을 데리고 있었고 Bruce의 질문을 받았을 때 그들은 피곤하고 지쳐 있었다. 또한 그들은 잠시 동안 자신의 환자들에게 진심으로 집중하기를 원했다. 그는 최근에 학생들이 없었던 5명의 치료사에게 집중했다. 그들의 의견은 "학생들이 요구하는 모든 것에 노력을 기울여야 할 이유가 없다."에서 "요즘 학생들은 너무 까다롭다."까지 다양하였고, 특히 당혹스러운 의견은 "학생들이 환자에게 좋은 치료를 제공하는 것을 방해한다."는 것이었다. 그것들은 Bruce가 동료들로부터 기대했던 대답이 아니었다. Bruce는 항상 학생이 있으면 어떻게, 왜, 무엇을 하고 있는지에 대해 끊임없이 생각할 수 있도록 자극할 것이라고 생각했다. Bruce는 전에는 그런 생각을 별로 해본 적이 없었지만, 만약 물리치료사와 물리치료 보조원이 학생들을 감독하기를 꺼려한다면, 직업교육은 어떻게 될 것인가? '선행 나누기'의 책임은 전문적인 의무가 아니었는가? 그는 이것이 생각처럼 쉬운 해결책이 되지 않을 것이라고 생각했으며, 그의 동료들은 그들 자신의 전문적인 성장과 지속적인 역량의 일부를 임상 교육에 투자하지 않을 것 같았다. Bruce는 놀랐다. 그는 재활연구소에서 일을 할 때, 학생들을 감독한다는 암묵적인 이해를 가지고 있다고 생각했다. Bruce는 임상 교육에 참여하는 것이 선택적이 되어서는 안 된다고 강하게 느꼈다. 그는 학생들의 임상 교육 참여를 지원하는 핵심 문서에서 지침을 찾기로 결심했다.

고려 및 반영

대학에서 받은 교훈과 임상 실습 환경에서 받은 임상 교육 간의 독특한 파트너십은 물리치료에 있어 오랫동안 인정된 규범이었다. 전문성을 개발하는 것이 채용을 늘리는 것보다 중요하다는 것은 논쟁의 여지가 있지만, 이 질문의 핵심은 차세대 임상의를 교육해야 할 전문적 책임에 있다. 그러나 어떤 이들은 임상강사로 일하거나 흥미로운 전문적 대화를 제기하지 않기도 한다. 모든 물리치료사가 임상 경험을 통해 학생을 지도하고 최소한의 임상적 능력에 대한 기대를 해야 하는가? 또는 모든 시설이나 임상의가 도전을 받아들이는 데 관심 있는 것이 아닌데, 이를 개인적으로 선택할 수 있도록 허용하는 것이 타당한가?

Bruce는 그가 모범적인 사례와 직업적 행동에서 표준이라고 여기는 것이 모두에게 그렇게 해석되지는 않는다는 사실에 놀랐다. 임상의를 고용한 주된 이유인 직접적인 환자 치료가 아닌 경우, 시설에서 임상 교육 참여를 의무화할 수 있는가? 그의 전문적 책임은 무엇인가?

윤리적 의사결정 과정을 거친 후, 어떤 행동 방침을 제시하겠습니까?

윤리적 의사결정 워크시트

사례: *직무설명서에 없는 것*

영역 Jack Glaser(1994)

개인	조직/기관	사회
환자/고객은 개인 간의 권리, 의무, 관계 및 행동에 중점을 둔다.	조직은 조직적 또는 제도적 목표를 촉진하는 구조 및 시스템에 중점을 둔다.	공익에 중점을 둔다.

영역: *조직/기관*

이론적 해석: *일부 시설은 임상교육을 철학적이고 실질적인 의무로 보고 있다. 이성적으로 좋은 임상 경험을 제공하는 것은 옳은 일이다. 실제로, 임상교육은 직원에게 우수성을 증진시키는 좋은 동기부여의 수단으로, 나쁜 도구가 아니다.*

개별 프로세스: James Rest(1994, 1999)

도덕적 민감성	도덕적 판단	도덕적 동기	도덕적 용기	도덕성 (Hannah & Avolio, 2010)
윤리적 상황 인식, 해석 및 구성	옳고 그른 행동. 선택지 생성, 윤리적 원칙 선택 및 적용	다른 가치보다 윤리적 가치에 우선순위를 둠. 전문성은 윤리적 행동의 주요 동기임	선택한 윤리적 행동 시행과 계획의 발전	도덕적 주인의식, 용기 및 자기 효능을 포함한 의사결정 포함

개별 프로세스: *도덕적 민감성*

이론적 해석: *Bruce는 학생들과 함께 일해야 하는 책임을 자신의 직업적 책임의 일부인 윤리적 문제로 보고 있다.*

상황 Swisher et al. (2005) adapted from Kidder

쟁점/문제	딜레마	곤경	유혹	침묵
중요한 가치가 있음	두 가지 선택적인 행동 과정: 권리 vs 옳은 결정	옳은 행동은 알려져 있지만, 임상가가 수행할 수 없음	옳고 그름 사이의 선택	가치가 도전받고 있지만, 이에 대해 말하는 사람은 없음

상황: *윤리적 쟁점/문제*

이론적 해석: *우수성의 가치는 주어진 업무와 전문가다운 행동의 일관성에 중점을 둔다.*

물리치료 보조원의 윤리적 원칙 및 윤리적 행동 기준

물리치료사 윤리강령(원칙) 코드	이론적 해석	물리치료 보조원 윤리규범(기준)	이론적 해석
원칙 6D: 물리치료사는 전문성 개발, 평생 교육 및 우수성을 지원하는 실습환경을 조성해야 한다.	전문성 개발에는 평생 교육과 우수성이 포함된다.		

제안된 행동: *'임상 교육 참여 이점'과 '임상 교육 참여를 장려하기 위한 기관의 지원'에 대한 정보를 제공하기 위해 지역 교육 기관에 문의한다.*

CHAPTER 8

책임감

모든 건강관리 전문가들은 책임감을 가져야 한다. 물론 물리치료사도 예외는 아니다. 책임감은 직업의 핵심가치 덕목 중 하나이다. 많은 경우, 물리치료사에게 동등하게 강요되는 다수의 요구가 있을 수 있기 때문에, 어느 물리치료사에게 책임이 있는지에 대한 혼란이 발생할 수 있다.

책임에 대한 가장 일차적인 요구는 항상 환자-치료사의 관계이다. 환자와의 상호작용을 통한 관계 형성이 가장 중요하며, 이는 치료사가 관여하는 윤리적 · 임상적 의사결정의 기초가 된다. 물론 물리치료사가 유일하게 책임질 수 있는 당사자라면 간단하지만, 의사결정에는 관련된 많은 사람들이 있다. 물리치료사는 고용, 계약 또는 자영업 여부와 관계없이 근무하는 조직에 대한 책임을 져야 한다. 또한 물리치료사는 직업에 대한 책임이 있다. 물리치료사의 행동은 직업 전체에 어떤 영향을 주는가? 개개인의 물리치료사는 물리치료의 명성을 유지하고 물리치료가 지속적으로 성장하고 발전하도록 돕는 것에 대해 어떻게 책임을 지는가? 사회에 대한 책임도 있다. 우리의 행동이 의료접근성과 건강증진 및 웰니스(wellness)에 어떤 영향을 미칠 것인가? 또한 이에 못지않게 중요한 것은 물리치료사가 스스로 해야 할 책임이다. 근무 복지가 좋지 못할 때, 물리치료사들은 잘못된 윤리적 · 임상적 의사결정에 더 취약해지는데, 이러한 경우 치료사들의 취약성을 인정해야 한다. 책임감은 복잡하고 환자들에 대한 책임을 지는 것은 필수적이다. 또한 우리는 단독으로 수행하지 않고 사회에 대한 책임을 가진 건강관리팀 및 조직의 일부라는 것을 완전히 인식하는 것이다. 다음의 사례에서, 몇 가지 다른 관점에서의 책임감을 살펴볼 것이다.

【사례】

목표 딜레마 최선의 선택

물리치료사에게 무슨 일이 일어나고 있는가 환자의 비밀 vs 직업적 의무

부적절한 언어와 행동 환자-치료사 관계 문제

【사례 1】

목표 딜레마

최선의 선택

물리치료사는 급성 치료 환경에서 훌륭한 치료 제공자가 되는 것뿐만 아니라 추가적인 치료가 적절한지 여부와 진료에 대한 적절한 지침을 건강관리팀에게 제공해야 한다. 그러나 환자가 어떤 선택을 해야 하는지는 어려운 문제이다. 다음 상황에 대해 생각해보자.

Brad는 급성 치료 병원의 물리치료사이다. 그는 질병이나 부상으로 인한 심각한 쇠약에서 회복되고 있는 환자의 상태를 개선하는 데 중요한 역할을 하고 있기 때문에, 업무는 힘들지만 높은 만족감을 느낀다.

환자와 가족들은 Brad의 지침에 의존하여 퇴원 후 선택사항을 결정한다. 가족들은 어떤 환경에서 가장 잘 할까? 장기 급성 치료? 아급성 시설? 급성 재활? 가정돌봄? Brad는 환자와 가족들이 낯선 용어와 선택의 미로를 차근차근 익힐 수 있도록 해주는 그의 능력에 자부심을 가지고 있다. 그는 하루 3시간의 재활이 가장 빠른 회복의 길처럼 보일 수 있지만, 환자가 그 재활을 안전하게 견디지 못할 수도 있다는 것을 잘 설명해준다. Brad는 종종 환자의 덜 집중적인 치료가 장기간에 걸친 치료에서 얻는 결과와 같은 효과를 낳는다고 지적한다. 이것은 시간이 조금 더

걸릴 뿐이다.

또한 Brad는 어떤 경우에는 환자의 진행 정도가 그 사람이 가장 적절하다고 생각하는 치료의 수준을 부적절하게 만들 수 있다는 것을 잘 알고 있다. 그는 그가 말하는 '시스템 관리'에 능숙하다. 환자를 올바른 치료 수준으로 안전하게 퇴원시킬 수 있도록 중재를 꼼꼼하게 기록하고 신중하게 계획한다. 그는 규칙에 따라 행동하며 환자를 효과적으로 지지하는 것에 전념하고 있다.

그러나 그는 예를 들어, 물리치료사가 상사에게 환자가 급성 재활을 받아들이도록 도와주기 위해 문서를 '수정'하도록 지시받는다는 것을 알고 있다. 또한 그는 확대된 치료 시설에 대한 환자-입원 기준을 충족하기 위해 문서를 따르도록 지시받은 상황에 대해서도 들었다. Brad는 많은 물리치료사들이 병원의 장기 입원환자 통계를 향상시키는 데 도움을 주는 환자들을 신속하게 배치하도록 압력을 받고 있다는 것을 알고 있다. 그러나 다행히도 Brad는 그런 상황에 직면하지 않았다.

그러나 Donald의 경우, Brad를 난처하게 만든다. 그는 경미한 왼쪽 반신불완전마비(hemiparesis)를 일으키는 뇌졸중을 앓고 있는 64세의 남성이다. 그의 운동 기능은 상당히 향상되었지만, 지각력이 현저하게 떨어져 있다. Brad는 Donald의 안전을 위해 철저한 감독이 필요한 환자로 여기고, 입원치료를 권유하였다.

그러나 Donald의 '위험공유(shared risk)' 의료보험은 입원비를 모두 부담하지 않았다. 그의 의사와 간병인은 그가 집에 있어도 괜찮을 거라고 말했고, Donald는 그들의 판단을 믿으며, 비용을 절약하고 싶다고 말하였다.

Donald의 가정 평면도, 현재 약물, 버그 · 티네티 밸런스(Bugs and Tinetti balance) 검토 결과를 바탕으로 낙상 위험 평가를 마친 Brad는 환자가 심각한 낙상 위험에 처해 있으며, 집으로 돌려보내는 것이 골절을 겪을 가능성을 높여 큰 장애를 유발할 수 있다고 우려하고 있다. Brad는 그의 의견을 Donald와 가족에게 공유했지만, 그들은 놀라운 운동기능의 향상을 보았기 때문에 지각과 인지 문제가 빠르게 해결될 것이라고 확신하고 있다.

그러나 Brad는 만약 자신의 권고사항을 상세하게 기록한다면, Donald가 집에서 치료를 받다가 넘어지고, 더 큰 부상을 입을 경우 병원에 더 큰 책임이 돌아올 것이라는 점을 알고 있다. 한편, Brad가 상세히 기록한 근거로 Donald의 담당의사와 관리자는 환자의 퇴원계획을 재고하고 입원재활을 승인할 것이다. Brad는 입원 시 초기비용이 많이 든다는 것을 알고 있으며, 장기적으로는 치료가 점차 줄어들 것이기 때문에 비용도 감소한다는 것을 알고 있다. 그러나 그는 이전의 대화를 통해 그 가족이 이러한 계획을 잘 받아들일지에 대한 확신이 없다. Donald는 이 사례를 어떻게 진행할지 고민하고 있다.

고려와 반영

Brad는 Donald의 낙상 위험 정도를 상세히 기록할지 여부를 결정해야 한다. 한 가지 방법은 병원을 위험에 노출시킬 것이고, 또 다른 하나는 Donald를 다른 종류의 위험에 노출시킬 것이다. Brad는 자신의 경험과 전문적인 판단에 따라 Donald가 입원 재활 과정에서 이점을 얻을 것으로 보고 있다. 그러나 Brad의 재활치료사가 아닌 다른 동료들은 가정돌봄을 지지한다. Donald는 부대비용 발생을 걱정하고 있기 때문에 그것이 괜찮다고 생각한다. 동료들의 동기는 무엇인가? Brad는 궁금해한다. 전문가의 판단? 제도적 우려? 환자의 형편? 그것들의 조합? Brad는 자신의 동기를 고려해야 하고, 모든 관점과 욕구를 고려하고 있는지 확인해야 한다….

윤리적 의사결정 과정을 거친 후, 어떤 조치를 제안할 것인가?

윤리적 의사결정 워크시트

사례: ______

영역 Jack Glaser(1994)

개인	조직/기관	사회
환자/고객은 개인 간의 권리, 의무, 관계 및 행동에 중점을 둔다.	조직은 조직적 또는 제도적 목표를 촉진하는 구조 및 시스템에 중점을 둔다.	공익에 중점을 둔다.

영역: ______

이론적 해석: ______

개별 프로세스: James Rest(1994, 1999)

도덕적 민감성	도덕적 판단	도덕적 동기	도덕적 용기	도덕성 (Hannah & Avolio, 2010)
윤리적 상황 인식, 해석 및 구성	옳고 그른 행동. 선택지 생성, 윤리적 원칙 선택 및 적용	다른 가치보다 윤리적 가치에 우선순위를 둠. 전문성은 윤리적 행동의 주요동기임	선택한 윤리적 행동 시행과 계획의 발전	도덕적 주인의식, 용기 및 자기 효능을 포함한 의사결정 포함

개별 프로세스: ______

이론적 해석: ______

상황 Swisher et al. (2005) adapted from Kidder

쟁점/문제	딜레마	곤경	유혹	침묵
중요한 가치가 있음	두 가지 선택적인 행동 과정: 권리 vs 옳은 결정	옳은 행동은 알려져 있지만, 임상가가 수행할 수 없음	옳고 그름 사이의 선택	가치가 도전받고 있지만, 이에 대해 말하는 사람은 없음

상황: ______

이론적 해석: ______

물리치료 보조원의 윤리적 원칙 및 윤리적 행동 기준(부록 A 및 B 참조)

물리치료사 윤리강령(원칙) 코드	이론적 해석	물리치료 보조원 윤리규범(기준)	이론적 해석

제안된 행동:

[사례 2]

물리치료사에게 무슨 일이 일어나고 있는가?

환자의 비밀 vs 직업적 의무

물리치료사 윤리강령의 제2원칙은 "물리치료사는 환자/고객의 권리와 요구를 해결하는 데 있어 신뢰할 수 있고 자애로워야 한다."고 명시하고 있다. 설명은 직설적이지만 그 징후와 파급 효과는 간단하지 않다. 다음의 사례에서 배신감을 느끼는 부모, 자신의 행동에 의문을 가지는 물리치료사의 경우를 생각해보자.

Ben은 Rocking Ridge 소아 서비스의 소아물리치료 분야에서 공인된 전문가이다. 그는 아이들과 가족들을 보조하며 10년을 그곳에서 즐겁게 생활하고 있다.

그의 환자 중 Andy는 만 5세로 상당한 운동성 제한과 지각 손상이 있다. Ben은 Andy의 어머니인 Judy와 함께 Andy의 안전과 최상의 운동성을 보장하기 위해 노력해왔다. Judy는 아들에게 헌신적이지만, 그녀에게는 만 4세 된 딸과 생후 6주 된 쌍둥이 아들이 있다. 때때로 그녀는 "5세 이하의 4명의 아이들! 내가 무슨 생각을 하고 있었을까?" 그리고 "이 야생동물들이 언젠가는(yet) 나를 죽일 거야!"와 같은 격한 농담을 한다. Ben은 Judy의 어머니인 Beatrice가 Andy를 4번 연속으로 치료시간에 데려왔을 때, Andy의 진전이 동시에 퇴행했기 때문에 걱정했다. Ben은 Judy의 실질적인 참석이 아들의 치료에 중요하다고 생각한다. 그렇기 때문에 그는 다음 약속에 Judy가 Andy와 함께 도착했을 때 안심했다. 그러나 그녀는 그녀의 어머니가 Judy의 동생인 아들 Paul의 집 근처의 요양시설을 찾기 위해 서쪽으로 갔다고 설명하면서 다른 Andy의 동생들을 데리고 왔다.

비록 Ben이 부모들이 직면하는 여러 가지 압박에 대해 잘 알고 있고, 동시에 여러 일을 하는 엄마, 아빠 그리고 난폭한 아이들에 대한 인내심이 크기는 하지만, Judy가 그녀의 네 자녀들이 함께 치료시간에 방문하는 것은 상당히 어려운 일이었다. 외동딸인 Amy가 방 안을 뛰어다니고, 쌍둥이들은 울고 있었다. Judy는 Ben이 그녀와 대화하려고 할 때 산만해졌다. Andy는 모든 소란에 괴로워하는 것처럼 안절부절못하고 있다. Judy는 분명히 당황하고 있다. Ben은 "저의 아이들이 어렸을 때가 기억나요. 그들은 다루기 힘들죠. 그렇죠?"라고 말하면서 그녀를 안심시키려 하였다.

Judy는 희미하게 웃으며 "저를 도와줄 어머니가 곧 없을 거예요. 전 제가 어떻게 해야 할지 모르겠어요."라고 말하였다.

Ben은 그녀를 지지해주기 위해 노력한다. 그는 "당신은 항상 방법을 찾을 거에요."라고 말했다. "Andy의 빠른 중재로 향상되는데, 큰 도움을 주셨구요. 당신의 아이들이 당신을 엄마로 둔 것은 행운입니다. 당신 남편의 도움을 좀 더 많이 받을 수 있을까요? 어쨌든, 당신이 알기 전에 Amy는 학교에 있을 겁니다. 그것이 압박을 조금 덜어줄 거예요."

"난 더 이상 모르겠어요." Judy는 신경질적으로 대답한다. 그녀는 Andy의 머리를 매만지고, 몇 초 동안 벽에 걸린 Ben의 졸업장을 응시하다가, 갑자기 "이 일을 얼마나 더 할 수 있을지 모르겠어요! 가끔 나 자신을 잃어버리는 것 같은 느낌이 들어요. 너무 답답하고 화가 나도 아이들에게 손찌검을 한 적은 없지만, 언젠간 너무 심각해지면 아이들 중 한 명을 정말 다치게 할 수 있을 것 같은 느낌이 들어요."라고 불쑥 말하였다.

Ben은 충격을 받았다. 그는 부모가 격한 감정을 느낄 수 있다는 사실을 인식했다. 그는 가끔 그런 기분을 느껴왔다. 하지만 이것은 다른 수준의 고통으로 보인다. 그냥 Judy의 피로를 말하는 것일까, 아니면 정말 도와달라는 외침일까?

이후에 아기들이 진정되고, Amy가 그림책을 뒤적거리면서 그리고 Ben과 Judy는 Andy와 그가 필요로 하는 것에 집중할 수 있는 좀 더 조용한 분위기로 끝났다. 심지어 Judy는 떠나기 전에 "제가 전에 했던 말은 잊어버려요. 당신의 말이 맞아요. 나는 괜찮아요."라고 말하였다.

그러나 Ben은 이것을 잊을 수가 없었다. 얼마 후, 그는 Andy의 소아과 의사인 Beth에게 전화하였다. 그는 Judy와의 대화를 이야기하며 Beth에게 그녀의 생각은 어떤지 물었다. "우리는 산후의 어머니를 이야기 하고 있어요."라고 Ben이 말하였다. "아마 이런 종류의 말이 가끔 나오는데, 그것은 단 한 번의 발언이고 반드시 적신호를 의미하는 것도 아닌데 내가 걱정해야 할까요?"

수화기 너머로 긴 정적이 흘렀다. "Judy는 나에게 그런 말 한 적 없어요." 마침내 Beth가 대답하였다.

"글쎄요, 뭐, 무슨 일이 생기면, 제가 어떻게 해야 할까요?" Ben이 물었다.

"힘든 통화군요. 당신의 말을 인정합니다(I'll grant you)." Beth가 말했다. 하지만 그녀는 그에게 더 충고하기를 거부하였다. 그녀는 그에게 전화준 것에 감사하지만 돌봐야 하는 환자가 있다고 말하였다.

Ben은 Beth가 그에게 확실한 지침을 주길 바랐다. 하지만 그는 그날 저녁 그 문제에 대해 좀 더 생각해보기로 다짐하고 일과를 시작한다. 그러나 그날 오후 늦게 퇴근을 준비하고 있을 무렵, 화가 많이 난 Judy로부터 전화를 받았다.

"제가 오늘 아침 당신에게 말한 것은 진심이 아니었고, 몇 시간 후 사회복지국(social services) 사람들이 내 문 앞에 있었다는 것이 우연의 일치일 수가 있나요!" Judy는 흥분했다. "방금 사례 파일을 받고 가정방문을 할 수 있다는 말을 들었어요. 정말 고맙네요! 내가 믿을 수 있는 물리치료사를 다시 찾아야 할 것 같네요!"하고는 전화를 끊었다.

Ben은 그날 두 번째로 충격을 받았다. 그는 Beth가 그녀와 이야기를 나눈 후, 사회복지국에 전화할 수도 있다는 것을 눈치채지 못했다. 그가 직접 그 단체에 연락하는 것으로 끝났을 수도 있지만, 또한 그가 그러지 않기로 결심했을 수도 있고, 아니면 적어도 Judy가 다음 방문 때 또다시 충격적인 발언을 할지 지켜봤어야 했을지도 모른다.

그는 이제 그가 Beth에게 전화한 것이 잘못한 것인지 궁금하다. 그가 도를 넘었을까? 그가 그것을 막으려고 했던 것이 실제로 해를 끼쳤는가?

고려와 반영

Ben은 지금 뭐라도 해야 할 필요를 느꼈고, 우선 Andy의 소아과 의사와 그 문제를 논의하는 것이 최선이라고 느낀다. 환자나 치료사/보호자의 정신 건강을 진단하는 것은 Ben의 업무가 아니지만, Judy의 말에 상당한 불안감이 들었기에 그는 그것을 담당의사와 공유해야 한다고 느낀다. 물리치료사는 그가 단순히 의사의 의견을 구하고 있다는 것을 분명히 하고 있지만, 그렇게 하는 것은 Judy를 매우 화나게 하고 그녀가 집중 조사를 받게 하는 일련의 사건들을 발생시켰다. 당신은 Ben이 적절하게 행동했다고 생각하는가? 당신이라면 Judy의 분노에 어떻게 반응했을 것인가? 책임감을 다하려는 노력을 환자와 가족은 어떻게 생각했으며 두 건강관리 제공자 사이의 관계에서 시사하는 바는 무엇인가?

윤리적 의사결정 과정을 거친 후, 어떤 조치를 제안하고 싶은가?

윤리적 의사결정 워크시트

사례: ______________________________

영역 Jack Glaser(1994)

개인	조직/기관	사회
환자/고객은 개인 간의 권리, 의무, 관계 및 행동에 중점을 둔다.	조직은 조직적 또는 제도적 목표를 촉진하는 구조 및 시스템에 중점을 둔다.	공익에 중점을 둔다.

영역: ______________________________

이론적 해석: ______________________________

____

개별 프로세스: James Rest(1994, 1999)

도덕적 민감성	도덕적 판단	도덕적 동기	도덕적 용기	도덕성 (Hannah & Avolio, 2010)
윤리적 상황 인식, 해석 및 구성	옳고 그른 행동. 선택지 생성, 윤리적 원칙 선택 및 적용	다른 가치보다 윤리적 가치에 우선순위를 둠. 전문성은 윤리적 행동의 주요동기임	선택한 윤리적 행동 시행과 계획의 발전	도덕적 주인의식, 용기 및 자기 효능을 포함한 의사결정 포함

개별 프로세스: ______________________________

이론적 해석: ______________________________

____

상황 Swisher et al. (2005) adapted from Kidder

쟁점/문제	딜레마	곤경	유혹	침묵
중요한 가치가 있음	두 가지 선택적인 행동 과정: 권리 vs 옳은 결정	옳은 행동은 알려져 있지만, 임상가가 수행할 수 없음	옳고 그름 사이의 선택	가치가 도전받고 있지만, 이에 대해 말하는 사람은 없음

상황: ______________________________

이론적 해석: ______________________________

____

물리치료 보조원의 윤리적 원칙 및 윤리적 행동 기준(부록 A 및 B 참조)

물리치료사 윤리강령(원칙) 코드	이론적 해석	물리치료 보조원 윤리규범(기준)	이론적 해석

제안된 행동:

【사례 3】

부적절한 언어와 행동

환자 – 치료사 관계 문제

물리치료사와 물리치료 보조원은 특정 진단과 조건을 가진 환자들이 2차적인 행동 문제를 가질 수도 있다는 것을 알고 있다. 그들은 최선의 방법으로 이를 처리하고, 다른 환자와 고객을 포함한 모든 당사자들의 권리를 존중하도록 훈련받는다. 그러나 건강과 관련 없는 명백하게 부적절한 환자의 언행을 들었을 때, 이들의 책임은 무엇인가? 건강관리 제공자는 합리적인 행동을 어떻게 취해야 하는가?

공인된 신경과 전문의(neurology specialist, NSC)인 Diane은 병원의 균형 교육 시스템을 통해 노인 환자들을 이끌고 있다. 이것은 균형 문제와 낙상에 대한 두려움이 심각한 개인의 자신감과 신체적 안정성을 회복하는 데 도움을 주는 매우 만족스러운 일이다. 그녀는 그녀의 환자들과 서로 신뢰를 쌓는 분위기를 즐긴다.

어느 날 오후 점심식사 후에 업무를 시작한 Diane은 멀리서 큰소리로 외치고 있는 남성을 보고 놀랐다. 그녀는 다발성경화증(multiple sclerosis, MS)을 앓고 있는 Frank(54)라는 새로운 환자를 볼 예정이지만, 그가 공격성이나 부적절함을 유발하는 것으로 알려진 상태는 아니었다. 확실히 Diane이 듣고 있는 일련의 욕설들은 그녀의 새로운 환자의 입에서 나올 수 있는 것이 아니라는 생각이 들었다. 하지만 그녀가 대기실에 도착했을 때, 그녀에게 가장 먼저 들린 단어는 "이런, 이런, 이런. 나는 Frank Greenleigh이고, 내 추측으론 넌 날 기다리게 한 물리치료사야. 이제 ○○ 시간이 됐다고!"

당황한 Diane은 벽에 걸린 시계를 힐끗 보는데, 시계는 Frank와의 약속시간인 오후 1시를 정확하게 가리키고 있었다. "Greenleigh 씨, 오늘 좀 일찍 도착했어요." 접수담당자인 자원봉사자 Cheryl이 말하였다.

"내가 일찍 온 게 아니야! 네가 늦었다고!" Frank는 Diane을 가리키고, 소리 지르며 대답하였다.

"중요한 건 제가 지금 여기 있다는 거에요. 오른쪽에 있는 저 문으로 들어가요. 그리고 당신을 살펴볼 수 있는 곳에서 당신을 보겠어요." Diane이 차분하고 잰(measured voice) 목소리로 대답하였다. Frank는 노려보면서 투덜거리는 소리를 냈지만 Diane과 함께 진찰실에 들어가면서 더 이상 아무 말도 하지 않았다.

Frank는 Diane의 평가와 초기 중재 동안 마지못해 협조하였다. 그러나 그는 과제를 완수하는 동안 불편함을 느낄 때마다 가까운 방에서 들을 수 있을 정도로 큰 소리로 소리쳤다. "당신은 ○○이야! 여기서 나한테 무슨 ○○ 짓을 하려는 거야? 나는 이미 다발성경화증을 앓고 있어! 이 정도면 내가 감당하기 ○○ 충분하지 않아?"

격노로 인해 충격받은 Diane은 심호흡을 하며 "Greenleigh 씨, 불편할 수 있다고 말씀드렸었는데, 어떤 기분인지 말씀해주시고 그러면서 같이 조정해 봐요. 아시겠죠? 그런 말은 정말 필요 없어요."라고 말하였다.

Frank의 얼굴에 미소가 번졌다. "아, 내가 너와 놀고 있을 때 말을 하면 안 되나?" Frank가 묻는다. "넌 군복무를 한 적도 없고, 나처럼 늙은 군대 간부들과 많은 시간을 보낸 적도 없는 것 같군. 긴장을 좀 푸는 게 어때! 너희들은 좀 까다로워."

Diane은 "나는 조국을 위해 복무하는 사람들을 정말 존경하지만, 불경스럽고 무례한 언어는 다른 환자들과 직원들을 포함한 여기 있는 모든 사람들을 화나게 해요. 농담이던 아니던, 다시 한 번 당신의 말을 듣고 당신이 어디 있는지 유념하라고 이야기를 한 번 더 해야겠네요."

"이봐, 내가 마지막으로 말하는데…. 나는 언론의 자유라는 작은 헌법상 권리를 가진 미국에 있었어."라고 Frank가 열내면서 말하였다. "이제, 난 꾸짖는 대신 날 고문하는 것 없이 너는 너의 일을 하고 우리는 이 일을 계속 하는 것이 어때, ○○ 당신?"

Diane은 그의 남은 방문기간 동안 Frank를 따르기로 하였다. 그는 다시 소리를 지르거나 다른 불경스러운 말을 하지는 않았지만, 부적절한 불쾌함과 그가 "그냥 농담이다."라고 달래는 듯한 확언을 번갈아가면서 하였다.

한편, Diane은 다른 계획을 세우고 있었다. Frank를 다음 약속 전에 마을 건너편 병원으로 옮겨 간 후 그는 진지한(no-nonsense) 동료 Jim과 함께 협업을 이룰 것이다. 그는 전 해병대원으로 Diane처럼 균형 훈련을 통해 환자를 이끄는 NSC 경험이 있는 물리치료사이다.

Frank가 병원을 떠나자 Diane은 그녀의 계획을 직속상관인 Dan에게 제시하였다. 그는 "당신의 말을 이해해요."라고 말하였다. "폐쇄된 문 뒤에 있었는데도 접견실의 고함이 들렸어요. 그는 업무의 한 일부분이에요. 하지만 당신은 내가 Cathy를 통해 이것을 해결해야 할 필요가 있다는 것을 알고 있어요."

그날 오후 늦게 Diane이 다른 환자와의 방문을 마친 후, 사장(big boss)인 Cathy가 다가와 "들어보게, 자네가 느꼈던 불편함을 인정하네. 하지만 당신이 Greenleigh 씨를 다른 사람에게 치료하도록 할 수는 없다네. 그는 당신의 환자네. 당신과 그는 힘든 시작을 했어도 관계를 시작했네. 만약 자네가 그를 다른 사람에게 보낸다면 그것은 포기라네. 그리고 그것은 용납되지 않는다네. 미안하네."라고 말하였다.

Cathy가 떠나갈 때, Diane은 실망과 놀라움을 감추지 못하였다. "그녀가 Frank의 욕설을 단순하게 받아 들여야 한다."는 내용이 어디에 적혀 있는가? Cathy의 거부권은 마지막 카드인가? 이곳의 윤리와 법률은 무엇인가? 이 상황에서 Diane은 권리를 가지고 있지 않은가?

반영

법적으로 말하자면 원칙 5A가 출발점이다. 환자 퇴원 및 포기에 관한 법률은 관할구역에 따라 다르며, 국가 관행법에 의해 관리되므로 Diane은 자문을 구하는 것이 좋을 것이다.

물리치료사들은 환자와 의뢰인을 "그들이 있는 곳"에서 만나기 위해 노력해야 하고, 물리치료사가 제공하는 전문지식으로부터 최대한의 이익을 얻을 수 있도록 도와야 할 책임이 있다. 또한 불편함을 느끼거나 위협을 느끼는 물리치료사가 효과적인 실무자가 아닐 수 있다고 결론짓는 것도 타당하다. 이 경우 고려해야 할 병원 환경 내의 다른 사람들의 필요와 권리도 있다. Diane은 어떻게 모든 당사자들에게 공평한 방법으로 이러한 차이점들을 가장 잘 조화시킬 수 있을까?

Diane은 Greenleigh 씨를 단 한 번 보았다. 상황이 나아지지 않을까? Frank의 행동이 분명한 의학적인 근거가 없다는 사실이 어떤식으로든 고려되어야만 할까?

하지만 누군가는 Diane, 병원 직원, 다른 환자들 그리고 Frank 자신이, 그의 행동을 더 잘 수정할 수 있는 물리치료사에게 치료받게 함으로써 더 나은 서비스를 받을 수 있지 않을까?라고 주장할 수도 있다. 사실 Frank는 같은 처지의 참전용사들에게 존경과 협조를 구할 수 있지 않을까?

물리치료사를 위한 윤리강령은 Frank를 퇴원시키려는 Diane의 욕구를 지지하거나 거부하는 태도를 뭐라고 말할 수 있는가?

윤리적 의사결정 과정을 거친 후, 어떤 조치를 제안할 것인가?

윤리적 의사결정 워크시트

사례: ____________________

영역 Jack Glaser(1994)

개인	조직/기관	사회
환자/고객은 개인 간의 권리, 의무, 관계 및 행동에 중점을 둔다.	조직은 조직적 또는 제도적 목표를 촉진하는 구조 및 시스템에 중점을 둔다.	공익에 중점을 둔다.

영역: ____________________

이론적 해석: ____________________

____

개별 프로세스: James Rest(1994, 1999)

도덕적 민감성	도덕적 판단	도덕적 동기	도덕적 용기	도덕성 (Hannah & Avolio, 2010)
윤리적 상황 인식, 해석 및 구성	옳고 그른 행동. 선택지 생성, 윤리적 원칙 선택 및 적용	다른 가치보다 윤리적 가치에 우선순위를 둠. 전문성은 윤리적 행동의 주요동기임	선택한 윤리적 행동 시행과 계획의 발전	도덕적 주인의식, 용기 및 자기 효능을 포함한 의사결정 포함

개별 프로세스: ____________________

이론적 해석: ____________________

____

상황 Swisher et al. (2005) adapted from Kidder

쟁점/문제	딜레마	곤경	유혹	침묵
중요한 가치가 있음	두 가지 선택적인 행동 과정: 권리 vs 옳은 결정	옳은 행동은 알려져 있지만, 임상가가 수행할 수 없음	옳고 그름 사이의 선택	가치가 도전받고 있지만, 이에 대해 말하는 사람은 없음

상황: ____________________

이론적 해석: ____________________

____

물리치료 보조원의 윤리적 원칙 및 윤리적 행동 기준(부록 A 및 B 참조)

물리치료사 윤리강령(원칙) 코드	이론적 해석	물리치료 보조원 윤리규범(기준)	이론적 해석

제안된 행동:

CHAPTER 9

경계 문제

환자와 친해지는 것은 물리치료에서 매우 자연스러운 일이다. 물리치료사는 건강관리 전문가로서 다른 사람에게 손을 댈 수 있는 면허를 받는다. 치료사와 환자 간의 중요한 대인관계 사이에는 미묘한 균형이 있으며, 환자와 치료사 간 진실성을 강화하기 위해서 경계는 필요한 부분이다. 이 관계의 핵심은 신뢰인데, 그것이 경계를 정의해야 하는 또 다른 이유이다. 경계의 교차점에는 많은 가능성이 있다. 그 중 일부는 환자가 주최하는 행사 초대를 수락하는 정도와 같은 선의 '안전한 쪽'으로 되돌아가는 등과 같이 작은 교차점도 존재한다. 또 다른 경계 교차점은 상당히 터무니없이 환자와 사적인 관계를 갖는 것과 같이 명백히 부적절한 것이다. 그 선에서 적절한 쪽으로 되돌아가는 데는 분명한 직업상의 장벽이 있다. 또 다른 경계의 관한 일반적인 문제들은 이중 관계이다. 예를 들어, 치료사의 친구이지만 환자이거나 환자들의 가족과 물리치료사, 물리치료 보조원이 사적으로 얽힐 수 있다. 전문적 관계를 유지하는 것의 궁극적인 책임은 치료사에게 있다. 하지만 경계를 넘나드는 것이 항상 치료사만은 아니다. 때때로 선을 넘는 환자도 있지만, 치료사는 여전히 전문적 경계를 유지해야 할 책임이 있다. 경계 문제를 혼동하는 것은 힘의 기울기에 관한 문제일 가능성을 인식해야 하는 치료사의 책임이기도 하다. 그들의 역할에 의해 물리치료사는 힘을 가지고 있고, 언제 그 힘이 부적절하게 사용될 수 있거나 환자에 의해 잘못 해석될 수 있는지를 인식할 수 있는 자각을 가지고 있어야 한다.

【사례】

가정사 이중적 관계

누가 나에게 문자를 보냈지? 소셜 미디어 경계 위반

전문적 교차를 건너다 힘의 기울기(power gradient)

【사례 4】

가정사

이중적 관계

모든 물리치료사의 목표는 환자들이 최상의 치료를 받도록 하는 것이다. 하지만 만약 물리치료사의 배우자가 치료를 받아야 하는 상황이라면, 그 지역 물리치료사 중 그가 배우자에게 가장 적절한 최선의 치료사인가? 다음 상황에 대해 생각해보자.

Larry는 머리를 지탱하는 역할인 경추의 역학적인 역할에 매료되어 그의 모든 경력을 목뼈와 관련된 연구에 쏟아 부었다. 이에 따라, Larry는 정형외과 전문의로 공인받았다. 이와 같은 환자 집단에 봉사하는 것 외에도 그는 자격증을 가진 임상 강사로서, 환자치료를 위한 매뉴얼 접근에 관심이 많은 학생들을 위해 적어도 일 년에 두 번 정도 교육을 실시하고 있다.

또한 Larry는 청소년 축구 코치, 보이스카우트 지도자, 특별올림픽(심신 장애인 국제올림픽대회)의 자원봉사자, 마을기획위원회의 접근성 자문위원으로 지역사회에서 많은 활동을 하고 있다. 한마디로, 그는 지역사회에서 꽤 잘 알려져 있고 존경받고 있는 사람이다. 사람들이 Larry의 개인적 관계와 전문적 관계를 분리하는 선을 침해하는 경우를 제외하고는 대부분 좋은 편이다. 종종 Larry가 축구를 통해 알고 있는 부모가 그의 환자가 되어, 저녁에 Larry의 집에 들러 그의 가정 운동 프로그램 양상을 검토해 달라고 부탁하기도 한다. 그의 이웃들은 그들의 아픔

과 고통에 대한 무료 '상담'을 위해 가끔 주말에 Larry를 찾았다. Larry는 항상 친절하지만, 그런 방문객들에게 간단한 설명이나 조언 이상의 것이 필요하면 약속을 잡고 그의 사무실에 들르도록 요청하였다. 어느 겨울날, Larry의 아내 Cheryl은 빙판길에서 가벼운 접촉사고가 났다. 처음에 그녀는 부상을 입지 않은 것처럼 보였지만, 48시간 안에 두통이 동반되는 목뼈 통증을 경험하였다. 처방전 없이 구입할 수 있는 진통제나 얼음은 그녀에게 도움이 되지 않았고, Larry는 물렁조직(soft tissue) 부상과 일치하는 자세 변화를 지적하였다. 그의 권고에 따라, Cheryl은 다른 병리를 배제하기 위해 부부의 주치의로부터 완벽한 치료를 받은 후, 물리치료를 시작하고자 한다.

Larry의 고민은 그가 Cheryl을 치료하기 위한 물리치료사가 되어야 하는지에 관한 것이다. 한편으로 목뼈는 그의 전공이며, 그는 자신이 그녀의 특정한 상태를 치료하는데, 이 지역에서 가장 좋은 물리치료사라고 확신하고 있다(보통, 지역사회의 다른 물리치료사들은 목뼈 문제가 있는 환자들을 그에게 치료받을 수 있도록 보낸다). 하지만 한편으로 Larry는 아내가 그의 환자가 되는 것이 우려스럽다.

부부의 보험에는 그 결정에 대한 정당성이 충분히 입증되지 않은 상태에서 가족구성원들을 환자로 돌보지 말라고 충고하는 조항이 있다. Larry는 회사를 납득시키기 위해 Cheryl의 치료를 정당화할 수 있다고 확신하지만, 그는 그 이유를 이해한다. 보험회사는 가족 간의 관계가 사랑하는 사람에 대한 주의와 치료가 풍부하기 때문에 비용이 불필요하게 많이 드는 치료로 이어질 수 있다고 경계하고 있다. 그가 Cheryl을 대하는데 완전히 객관적일 수 있을까? 그러나 Larry는 여전히 그의 아내를 환자로 받아들이는 것이 가능하기는 하지만, 그에게 불합리하다고 생각한다.

그는 거실에 앉아, 아내가 부엌에서 통증으로 움찔하는 소리를 듣고, 그녀가 지금 물리치료사의 도움이 필요하다는 것을 깨달았다. 지역에는 그와 같이 목뼈 문제에 대해 숙련된 사람은 없지만, 몇몇의 뛰어난 물리치료사가 있다. Larry는 Cheryl의 치료를 다른 물리치료사에게 맡겨야 하는가, 아니면 그녀를 직접 치료해야 하는가? 그는 오늘 밤 이것을 결정해야 한다.

고려와 반영

Larry는 그의 결정이 이분법적이기를 바란다. 다른 물리치료사가 없는 지역이었으면 그는 주저하지 않고 직접 그녀를 치료할 것이다. 반대로 만약 그가 목뼈의 문제를 치료하는데 있어 자신의 배경과 경험이 일치하는 동료가 있다면, 그는 Cheryl의 치료를 그에게 맡길 것이다. 그러나 지금은 그가 자신의 아내를 치료하는 최고의 물리치료사라고 굳게 믿지만 망설이고 있다.

만약 Larry가 물리치료사로서의 윤리적 의무를 재검토한다면, 그는 가족에 대한 대우와 관련된 구체적인 원칙은 없지만, 많은 원칙들이 그의 상황과 관련이 있고, 통합적(집단적; collectively)으로 그를 최선의 결정으로 이끌 수 있다는 것을 알게 될 것이다.

Larry는 이 상황에서 Cheryl이 목뼈 문제를 치료하는 지식과 기술이 자신과 비슷한 수준의 물리치료사에게 치료를 받는 것이 최적의 결과라고 믿는다. 그러나 그 결과는 가능하지 않으며, Larry의 윤리적 고려에 따라 가능한 차선책이 결정되게 된다.

윤리적 의사결정 과정을 거친 후, 어떤 조치를 제안할 것인가?

윤리적 의사결정 워크시트

사례: ______________________________

영역 Jack Glaser(1994)

개인	조직/기관	사회
환자/고객은 개인 간의 권리, 의무, 관계 및 행동에 중점을 둔다.	조직은 조직적 또는 제도적 목표를 촉진하는 구조 및 시스템에 중점을 둔다.	공익에 중점을 둔다.

영역: ______________________________

이론적 해석: ______________________________

____

개별 프로세스: James Rest(1994, 1999)

도덕적 민감성	도덕적 판단	도덕적 동기	도덕적 용기	도덕성 (Hannah & Avolio, 2010)
윤리적 상황 인식, 해석 및 구성	옳고 그른 행동. 선택지 생성, 윤리적 원칙 선택 및 적용	다른 가치보다 윤리적 가치에 우선순위를 둠. 전문성은 윤리적 행동의 주요동기임	선택한 윤리적 행동 시행과 계획의 발전	도덕적 주인의식, 용기 및 자기 효능을 포함한 의사결정 포함

개별 프로세스: ______________________________

이론적 해석: ______________________________

____

상황 Swisher et al. (2005) adapted from Kidder

쟁점/문제	딜레마	곤경	유혹	침묵
중요한 가치가 있음	두 가지 선택적인 행동 과정: 권리 vs 옳은 결정	옳은 행동은 알려져 있지만, 임상가가 수행할 수 없음	옳고 그름 사이의 선택	가치가 도전받고 있지만, 이에 대해 말하는 사람은 없음

상황: ______________________________

이론적 해석: ______________________________

____

물리치료 보조원의 윤리적 원칙 및 윤리적 행동 기준(부록 A 및 B 참조)

물리치료사 윤리강령(원칙) 코드	이론적 해석	물리치료 보조원 윤리규범(기준)	이론적 해석

제안된 행동:

【사례 5】

누가 나에게 문자를 보냈지?

소셜 미디어 경계 위반

F-r-i-e-n-d. 이것은 큰 의미가 있을 수도, 그렇지 않을 수도 있는 여섯 글자이다. 간단한 요구가 잠재적인 파문을 일으킬 수 있는 다음 상황에 대해 생각해보자.

Jeff는 치료실에서 가장 어린 신입 물리치료사로서, 인터넷 기술(IT) 및 소셜 미디어와 관련된 문제에 대해 나이가 많고 최신 기술을 잘 모르는 일부 물리치료사 직원들의 '해결사'로서의 역할에 익숙하다. 그는 여러 명의 물리치료사에게 개인 페이스북 계정 생성을 도와주었고, 트위터에서 재직 중인 직원을 지도했으며, 개인의 실습 웹사이트, 사내 블로그, 트위터 피드에도 관여하고 있다.

Jeff는 그의 직업적인 것과 별개로 소셜 미디어에 그의 개인적인 존재감을 유지하려고 노력하고 있다. 그는 그의 동료들 중 일부뿐만 아니라, 심지어(곧 논의될 주의사항을 가진) 몇몇 이전 환자들과 개인적으로

'페이스북 친구들'의 관계를 맺고 연락을 하지만, 그는 그러한 상호작용 시 일과 관련된 어떤 것도 논의하지 않는 것을 원칙으로 하고 있다. 그는 페이스북의 다른 친구와 마찬가지로 일부 직장 친구들을 팔로우하고 있다. Jeff의 개인적인 원칙은 이전 환자나 현재 환자들의 친구요청을 거절하고 그들의 관심에 대해 감사하지만 그가 그 관계를 엄격히 전문적으로 유지하고 싶다고 정중하게 설명하는 것이다(그도 이전 환자가 미래의 환자가 될 수도 있다는 것을 알고 있다).

그러나 몇 가지 예외가 있는데, Jeff의 취미인 스키나 골프에 대한 공통 관심사를 통해 완전한 친구가 된 이전 환자들이다. 그의 이전 환자들 중 몇 명은 Jeff와 같은 지역 스키 클럽 회원이다. 다른 두 명의 이전 환자들은 Jeff가 속한 골프 클럽의 회원이다. 다섯 번째 이전 환자는 양쪽 그룹에 모두 속해 있고, Jeff는 이제 그를 친한 친구로 여긴다.

어느 날, Jeff는 페이스북을 통해 Michael이라는 최근 환자로부터 친구요청을 받았는데, 그는 Jeff의 치료를 받는 동안 몇 가지 합병증을 보였지만, 큰 진전을 이루었다. 그러나 Michael은 Jeff의 관점에서 그의 사생활에 대해 공유하는 것에 대해 가끔 Jeff를 불편하게 만들기도 했다. 한 번의 방문 동안 그는 종종 불안하고 방어적이라고 느끼고 있으며, 친구가 거의 없고, 우정에 대한 제의가 거절당했다고 느낄 때 우울해진다고 Jeff에게 말했다. 또 다른 경우 그는 Jeff에게 자신이 강압적이고 자신감이 없다는 것을 "말했다."고 했지만, 그는 그만두는 것이 어렵다고도 하였다.

Jeff는 Michael이 정신건강 전문가와 상담한 적이 있는지에 대해서는 모르지만, Michael이 보여준 행동에서 그 가능성을 의심하였다. Jeff는 Michael이 이러한 대화를 꺼냈을 때, 이런 개인적인 대화를 부추기거나 이어가려 하지 않았다. Jeff는 늘 하던대로 Michael이 직면한 운동 문제를 회복하기 위한 물리치료에 다시 초점을 맞추기 위해 노력했다.

물리치료를 위한 마지막 방문에서 Michael은 그의 책상 위의 골프코스에서 찍은 Jeff의 사진을 가리키며 갑자기 "난 당신이 정말 좋아요, 언제 한번 골프 치는 거 가르쳐 주세요."라고 하였다.

Jeff가 가볍게 대답했다. "골프는 당신의 마음을 아프게 할 거에요! 시작하기 전에 그만 둬요. 그게 저의 조언이에요."

Jeff는 자신의 컴퓨터 화면의 페이스북 친구 요청을 보면서 그 이야기를 다시 하였다. Michael은 Jeff의 뜻하지 않은 악의 없는 단어선택에 의미를 부여할 수 있을까?

이 특별한 경우, Jeff는 그 이유를 설명하고 Michael의 페이스북 요청을 거절하면서 받아주기를 꺼려한다. 그는 무엇을 어떻게 해야 할지 정말 몰라서 그는 처음에 아무것도 하지 않았다. 그는 그 요청이 Michael에게 큰 의미가 없기를 바랬다. 아마 그것은 Michael의 많은 친구요청들 중 하나일 것이고, Michael은 그것을 더 이상 계속하지 않을 것이라고 생각했다.

하지만 다음날 점심을 먹고 돌아온 Jeff는 페이스북 이메일을 받았는지 묻는 그녀의 음성메시지를 발견하였다. Jeff는 그 순간 Michael이 이 사안에 참여해야 한다는 것을 깨달았다. 하지만 그는 Michael에게 무슨 말을 해야 할지 혹은 편지를 써야 할지 확신이 없었고, 그의 이전 환자가 물리치료 방문 동안 그가 언급한 거부감이 얼마나 깊은 영향을 끼쳤는지 상기했다. Jeff는 또한 Michael의 문의가 거기서 끝나기를 비현실적으로 바라면서도 전화메시지에 바로 응하지 않았다.

하지만 놀랄 것도 없이, Jeff가 다음날 아침 환자 방문 사이에 이메일을 확인했을 때, Michael로부터 "전화 메시지를 남겨주세요. 확인 부탁드립니다."라는 간단한 메시지를 받았다. 거기에는 또한 페이스북으로부터 Michael이 전날 친구 요청을 보냈다는 것을 상기시켜주는 자동 메시지가 있었다.

Jeff는 사무실 의자에 털썩 주저 앉았다. 그는 Michael의 자존심에 더 큰 상처를 주고 싶지는 않지만, 이전 환자와 이런 식으로 관여하기를 원치 않는다. 그는 또한 Michael이 걱정되는데, 그의 환자가 페이스북의 우정과 현실의 다차원적 관계를 동일시할 수도 있다는 것을 믿을만한 이유가 있기 때문이다. 어떻게 부드럽게 거절할 수 있을까?

아니면 아예 떨쳐내야 할까? Michael과 페이스북의 우정이 '일'이 될 수 있을까? 소셜 미디어에 대한 그의 직업적 · 개인적 주먹구구식 규칙이 좀 지나치게 엄격한 것은 아닐까? 하는 생각이 들었다.

그의 전화는 윙윙거리며 다음 환자가 도착했다는 것을 알렸다. 사무실을 나갈 때 자신의 책꽂이에 있는 물리치료 사본을 눈여겨보며 자신의 행동을 고려할 때 미국물리치료협회 자료를 활용할 수 있다는 것이 떠올랐다. 그는 점심시간에 이 협회 웹사이트를 탐색하여 물리치료사를 위한 윤리강령이 그에게 어떤 지침을 줄 수 있는지 그리고 다른 미국물리치료협회 문서들이 추가적인 도움을 줄 수 있는지 알아보기로 마음 먹었다.

고려와 반영

Jeff는 Michael의 페이스북 친구요청을 과거의 다른 이전 환자들로부터의 요청을 처리한 것과 같은 방법으로 대응할 것인지, 아니면 근본적으로 Jeff가 감정적 문제가 있다고 믿는 환자에 대한 호의적 표시로 그 요청을 받아들일 것인지를 결정해야 한다.

Jeff는 미국물리치료협회의 물리치료사를 위한 행동강령뿐만 아니라 소셜 미디어 사용에 있어 미국물리치료협회 문서인 행동 표준이 유용하다는 것을 알게 될 것이다. 그와 그의 동료들은 또한 모든 면에서 소셜 미디어 사용에 대한 실천적인 정책을 만들기 위한 청사진으로서 이 문서들을 사용하는 것을 고려할 수 있다.

윤리적 의사결정 워크시트

사례: ____________________

영역 Jack Glaser(1994)

개인	조직/기관	사회
환자/고객은 개인 간의 권리, 의무, 관계 및 행동에 중점을 둔다.	조직은 조직적 또는 제도적 목표를 촉진하는 구조 및 시스템에 중점을 둔다.	공익에 중점을 둔다.

영역: ____________________

이론적 해석: ____________________

____

개별 프로세스: James Rest(1994, 1999)

도덕적 민감성	도덕적 판단	도덕적 동기	도덕적 용기	도덕성 (Hannah & Avolio, 2010)
윤리적 상황 인식, 해석 및 구성	옳고 그른 행동. 선택지 생성, 윤리적 원칙 선택 및 적용	다른 가치보다 윤리적 가치에 우선순위를 둠. 전문성은 윤리적 행동의 주요동기임	선택한 윤리적 행동 시행과 계획의 발전	도덕적 주인의식, 용기 및 자기 효능을 포함한 의사결정 포함

개별 프로세스: ____________________

이론적 해석: ____________________

____

상황 Swisher et al. (2005) adapted from Kidder

쟁점/문제	딜레마	곤경	유혹	침묵
중요한 가치가 있음	두 가지 선택적인 행동 과정: 권리 vs 옳은 결정	옳은 행동은 알려져 있지만, 임상가가 수행할 수 없음	옳고 그름 사이의 선택	가치가 도전받고 있지만, 이에 대해 말하는 사람은 없음

상황: ____________________

이론적 해석: ____________________

____

물리치료 보조원의 윤리적 원칙 및 윤리적 행동 기준(부록 A 및 B 참조)

물리치료사 윤리강령(원칙) 코드	이론적 해석	물리치료 보조원 윤리규범(기준)	이론적 해석

제안된 행동:

【사례 6】

전문적 교차를 건너다

힘의 기울기(power gradient)

물리치료사와 물리치료 보조원은 결속과 각각의 역할이 주법 또는 관할 법규에 의해 정해져 있는 동료들이며, 물리치료 보조원의 방향과 감독은 미국물리치료협회 문서로 정의되어 있다. 팀으로서 물리치료사와 물리치료 보조원은 서로 존중해야 한다. 다음 상황의 윤리적 영향을 고려해보자. 이 사례에서 팀원들(그들의 치료를 받는 환자들도)은 서로 다른 의견을 가지고 있다.

Mark는 10년 이상 물리치료 보조원으로 일하고 있으며, 지난 3년 동안 가정에서 치료를 하였다. 그는 직접 환자의 환경을 보고 그들이 도전할 수 있도록 도와줄 수 있기 때문에 이러한 실습 환경을 좋아한다. 그는 그의 물리치료사 동료인 Sarah와 좋은 업무적 관계를 가지고 있고, Sarah는 그의 기술과 판단을 존중하고 주정부 행동법과 미국물리치료협회 정책이 허락하는 만큼의 자율성을 주고 있다. Mark는 58세인 Sam과 지난 2주 동안 같이 일해 왔는데, Sam은 양쪽 무릎전치환술을 받았고 병원에서 바로 가정치료를 받기 위해 퇴원을 했다. Sam의 보험으로는 아급성 환자로 남아있을 수도 있었지만, 그는 6주 후 출장이 예정되어 있으므로, 집에서 더 빠르고 나은 진전이 있을 것이라고 느꼈다. Sarah는 그 점에 대해 어떠한 약속도 하지 않았지만, 프리랜서인 Mark와 함께 최선을 다한다면, 빠른 회복이 있을 것이라고 말했다. Sam은 병원에서 겨우 이틀을 보낸 후 80%의 관절가동범위를 보였으므로 빠른 회복을 위해 열심히 치료를 받을 것이라고 결심했다.

Sarah가 2주 후 Mark의 6번째 방문에 Sam의 집을 방문했을 때, 그녀와 Mark가 Sam이 외래환자 치료로 퇴원할 준비가 되었는지에 대해 서로 다른 의견이 있다는 것을 알게 되었다. Mark는 가정치료 시에 비슷한 상황에 처한 수많은 환자들을 보았고, Sam의 기능적 수준과 결정에 깊은 인상을 받아 Sam의 출장 목표에 도달할 수 있게 해주는 퇴원 및 외래환자 치료를 받을 준비가 되어 있다고 믿었다.

Sarah는 Sam이 훌륭한 진전을 이루었다는 것은 인정하지만, 그녀는 Sam이 퇴원할 준비가 되어 있지 않으며, 너무 빨리 퇴원을 진행시키는 것은 좋지 않다고 생각하였다. "당신은 잘하고 있지만, 아직 퇴원 예정자가 아니기 때문에, 그 출장은 미루는 것이 최선이에요." Sarah가 실망한 Sam에게 말하였다. "죄송하지만 안전이 더 중요해요." Sam이 좌절하는 동안, Mark는 Sarah에게 개인적으로 그녀와 이야기를 나눌 수 있는지 물었다. 부엌으로 가서 Mark는 Sam이 힘든 외래환자 치료를 감당할 수 있고, 그러면 그가 출장을 갈 수 있을 것이라고 주장하였다. Sarah는 Mark의 의견을 항상 소중하게 생각한다는 것을 강조하면서도 Sam의 상황과 같은 환자들을 위한 회사의 프로토콜은 최소 12번의 방문 후에 퇴원하는 것으로 되어 있고, 그것은 2주가 더 걸릴 것이라고 지적하였다. Mark는 이것을 인정하지만, Sarah와 다른 물리치료사들은 때때로 (드물게) 예외사항을 위해 회사 관계자들과의 논쟁을 한다는 것을 언급하였다.

"여기에 예외가 될 수 있는 강력한 사례가 있다고 생각하지는 않나요?" Mark가 묻는다.

"'강력한' 사례요? 아뇨. 어쨌든 도전을 할 만큼 강하지는 않아요." Sarah가 대답한다. "그건 그렇고, 환자들을 위한 당신의 변호(지지; advocacy)는 감사하지만, 당신이 Sam에게 우리가 이 결정을 합의하지 않았을 수도 있다고 말한 것이 마음에 들지 않아요. 내 생각엔 이건 안 좋은 징조 같아요."

전에 없던 가벼운 질책에 약간 놀란 Sam은 사과하였다. 그들은 Sam이 그들을 기다리고 있던 방으로 돌아왔다.

"그래서" Sarah가 반복하였다. "2주 후에 뵐게요. 그리고 그 기간 동안 Mark의 유능한 손에 맡기겠습니다." 그녀가 떠나자마자 Sam은 Mark에게 주의를 돌려 그에게 "보세요."라고 말하였다. "전 당신이 좋고 당신이 내게 준 모든 도움에 감사하고 있지만 물리치료 구역을 여러 번 둘러 봤어요. 전 제가 통원치료를 받을 준비가 됐다고 느껴요. 전 이 일을 계속 진행하고 싶어요. 전 이 출장을 가야 해요. 가정치료를 빨리 마치고 통원치료를 받고 싶은 마음이 매우 간절해요."

Mark가 "그건 이해해요, Sam. 하지만 Sarah의 말을 들었잖아요. 당분간 가정치료를 받는 것이 가장 좋아요."라고 대답하는 동안 "연합 전선"을 제시한 Sarah의 말이 그의 마음속에 울려 퍼졌다. "난 그걸 믿어야 할지 확신이 안 서요." Sam이 말한다. "그리고 당신도 그것을 믿지 않을 거라고 전 확신해요. 둘이 부엌에서 무슨 얘기를 하고 있었어요? Sarah가 평가한 내 상태에 대해 동의해서 퇴원하지 말라고 했다고 솔직히 말해줘요. 그리고 제 생각에는 몇 주 더 가정치료를 하면서 제 출장 계획을 바꾸려고 해요. 하지만 제게 솔직히 말해달라고 부탁하는 거예요."

Mark는 바위와 같은 단단한 곳에 끼인 느낌이었다. 그의 환자는 정직함을 요구하고, Mark가 그러길 원하였다. 반면, Sarah의 지시와 감독 아래에 있는 물리치료 보조원으로서 이 문제에 대한 솔직한 의견을 표현하는 것은 부적절하다고 느끼고 있었다. 그녀는 자신의 권위에 의문을 가지는 것에 대해 어떻게 느꼈는지 분명히 말하였다.

고려와 반영

Mark는 환자에게 주된 책임이 있지만, 그는 그의 결정에 독립적이지 않고, 그의 판단을 존중하고 그녀가 환자에 대해 큰 관심을 가지고 있다는 것을 보여주기 위해서는 감독하는 물리치료사의 진실성이 필요하다. Sarah는 동료와 환자에 대해 권력을 구현하는 행동 과정을 확실히 해야 한다. 왜냐하면 그녀의 결정에는 고려해야 할 중요한 다른 윤리적 문제들이 있기 때문이다. Mark는 허용되는 실무의 제약 내에서 일하면서 환자의 요구를 충족시키기 위해 시도하는 것에 자신의 윤리적 문제를 고려해야 한다.

윤리적 의사결정 과정을 거친 후, 어떤 조치를 제안할 것인가?

윤리적 의사결정 워크시트

사례: ____________________

영역 Jack Glaser(1994)

개인	조직/기관	사회
환자/고객은 개인 간의 권리, 의무, 관계 및 행동에 중점을 둔다.	조직은 조직적 또는 제도적 목표를 촉진하는 구조 및 시스템에 중점을 둔다.	공익에 중점을 둔다.

영역: ____________________

이론적 해석: ____________________

____

개별 프로세스: James Rest(1994, 1999)

도덕적 민감성	도덕적 판단	도덕적 동기	도덕적 용기	도덕성 (Hannah & Avolio, 2010)
윤리적 상황 인식, 해석 및 구성	옳고 그른 행동. 선택지 생성, 윤리적 원칙 선택 및 적용	다른 가치보다 윤리적 가치에 우선순위를 둠. 전문성은 윤리적 행동의 주요동기임	선택한 윤리적 행동 시행과 계획의 발전	도덕적 주인의식, 용기 및 자기 효능을 포함한 의사결정 포함

개별 프로세스: ____________________

이론적 해석: ____________________

____

상황

Swisher et al. (2005) adapted from Kidder

쟁점/문제	딜레마	곤경	유혹	침묵
중요한 가치가 있음	두 가지 선택적인 행동 과정: 권리 vs 옳은 결정	옳은 행동은 알려져있지만, 임상가 가수행할 수 없음	옳고 그름 사이의 선택	가치가 도전받고 있지만, 이에 대해 말하는 사람은 없음

상황: ____________________

이론적 해석: ____________________

____

물리치료 보조원의 윤리적 원칙 및 윤리적 행동 기준(부록 A 및 B 참조)

물리치료사 윤리강령(원칙) 코드	이론적 해석	물리치료 보조원 윤리규범(기준)	이론적 해석

제안된 행동:

CHAPTER 10

실무 문제

물리치료사들은 모든 기관 체계를 치료하는 광범위한 진료를 제공하며, 환자들은 일생 동안 물리치료사들에 의해 관찰된다. 물리치료 보조원들도 광범위한 업무를 동일하게 처리한다. 물리치료가 전달되는 장소에는 제한이 없다. 물리치료사와 물리치료 보조원은 병원과 같은 전통적인 환경에서 실무를 수행하고, 산업 및 우주 프로그램과 같은 덜 전통적인 환경에서도 개인적인 실무를 수행한다. 물리치료사의 책임 설정과 관계없이 윤리강령 및 윤리 행동지침과 같은 직업 기준에 의해 지도되고 있다. 실무 설정은 반드시 전문적 표준의 적용을 받을 필요는 없지만 이러한 설정에서 실무를 수행하는 물리치료사와 물리치료 보조원은 가장 확실하게 전문적 지침의 대상이 되며, 이 지침은 모든 실무 설정을 거치게 된다. 물리치료사와 물리치료 보조원은 궁극적으로 자격증을 보유해야 하며, 그 자격증의 청렴성(integrity)을 유지할 전문적인 책임이 있다. 그들은 자신들의 전문적 가치와 청렴성에 도전하는 환경에서 일할 수 있다는 것을 알게 될 수도 있다. 또한 궁극적으로 그들이 그 환경에서 일할 수 있는지 그리고 그들의 청렴성을 유지할 수 있는지, 또는 남아있을 수 있도록 변화를 추구해야 하거나 물리치료사가 환자/고객에게 전문적 의무를 이행하지 못할 경우에 관한 주의사항인 원칙 7의 직업지침을 고려해야 한다.

이제 당신의 차례이다.

【사례】

이제 내가 보입니까? 서비스 제공 모델에 영향을 끼치는 작업공간

날 들여보내 줘요, 코치 환자와 고용주의 기대에 동시에 응하는 복합성

당신은 날 위한 물리치료사인가요? 환자에게 가장 적합한 것을 결정하기 위한 자가평가

【사례 7】

이제 내가 보입니까?

서비스 제공 모델에 영향을 끼치는 작업공간

기술의 진보는 건강관리의 면모를 바꾸고 있지만, 만약 부적절하게 적용된다면 이를 달성하는 것에 한계가 있다. 물리치료사에게 윤리적, 임상적으로 잘못되었다고 강하게 느끼는 것을 하도록 요구하는 이 시나리오를 고려해보자.

Sam은 30년 넘게 물리치료사로 지내며 다양한 환경에서 실무를 하고 있다. 두 달 전, 동부에서 그의 나이든 부모님과 가까운 곳으로 이사했을 때, 그는 'Active Corps(활동적 신체)'라는 이름으로 개인사업자를 등록했다. 그곳에서 그는 환자들과 그의 일 그리고 동료들과의 시간을 즐겼다. 물리치료사가 아닌 그의 상관 Becky가 종종 '구식'이라고 부르는 것으로 그녀를 힘들게 하며, 때때로 그가 '팀원'인지에 대해 의문을 제기한 것만 제외하면 말이다.

Sam이 보기에 Becky에게 '구식'의 뜻은 '느려' 그리고 때로는 '수익이 적다'라는 뜻인 반면, 그것은 그에게 '주의', '신중', '환자중심'을 의미한다. 그는 스스로를 환자라는 쿼터백을 둔 팀의 팀플레이어로 생각한다. 대부분의 맥락에서, Sam은 구식이라고 불리는 것에 자부심을 느낀다. 하지만 Becky는 분명히 칭찬을 의미하는 것은 아니다.

Sam과 Becky는 늘 논쟁을 해왔지만, 지금까지 그녀는 그의 모든 실무의 합리성과 치료 결정을 마지못해 지지해왔다. 베테랑 물리치료사들은 Becky가 "모든 걸 물고 늘어지지 않는다."고 장담하였으나, 그들도

마찬가지로 그녀와 어떤 식으로든 환자 치료가 타협되지 않아 의견 충돌이 있었다고 말하였다.

그러던 어느 날, Becky는 Sam에게 환자 서류를 건네며 이렇게 말하였다. "Scott Jones는 몇 년 전 애리조나로 이사하기 전까지 우리 환자였어요. 그는 재미있는 사람이죠. 작년 이맘 때 내게 전화해서 '내 생각엔 이사가 내 몸에 놀라운 영향을 끼친 것 같아요. 왜냐하면 18개월 동안 물리치료사를 보지 못했기 때문이죠! 당신들이 그리워요. 하지만 치료와 운동을 잊지 않았어요!' 하지만 얼마 전 그는 다시 전화를 걸어 'Beck, 전 어떤 것도 영원히 지속되지 않을 거라고 생각해요. 전 목 통증이 갑자기 나타나서 예전의 가정치료를 다시 시작해야 했어요. 하지만 제대로 하고 있는지 잘 몰라서 도움이 필요할 것 같아요. 이곳의 물리치료사에게 갈 수도 있지만, 제가 알고 신뢰하는 사람들과 함께하고 싶어요.'라고 말했어요."

"알았어요."라고 Sam이 말하였다. "그래서 당신은 내가 Jones를 만나길 원하나요?"

"정확해요." Becky가 대답하였다.

"좋아요." Sam이 대답하였다. "그가 언제 시내로 올까요?"(Scott Jones의 새 집은 차로 6시간 정도 거리에 있다) "제 일정을 확인하고 언제 그가 가능한지 알아볼게요."

"그게 핵심이죠." Becky가 말하였다. "그는 시내로 오지 않을 거예요. 하지만 그는 애리조나에 있는 사람보다 우리에게 맡기려고 해요. 나는 당신이 그냥 그에게 화상통화(Skype)를 하면 된다고 생각해요. 어쨌든 당신은 그의 환자 기록을 가지고 있고, 그는 당신에게 어떻게 운동을 하고 있는지 보여주고, 그걸 바로잡아주면 돼요. 쉽고 빠르게! 그는 운동을 수정하고 우리는 행복한 고객을 유지하고 원격의료 방문에 대해 청구하면 돼요. 서로 윈윈이죠!"

Sam은 당황했다. 그가 환자에 대한 적절한 평가를 하지 못한다면 치료는 할 수 없다고 생각하였다. 'Active Corps'가 이전에 원격의료에 관여한 적이 없고, Sam이 주(state)의 행동법이 말하는 임상에서 원격의료를 사용할 수 있는 물리치료사의 자격에 대해 잘 모르고 있다는 사실을 크게 신경 쓰지 않았다.

"전 정말 Jones 씨가 여기로 와주셔야 할 필요가 있다고 생각합니다."라고 Sam이 말했다. "그렇지 않으면, 그에게 무슨 일이 일어나고 있고 그것에 대해 무엇을 해야 하는지 정확하게 평가해줄 수 있는 집 근처의 물리치료사를 알아 봐야만 해요."

Becky는 짜증난듯 보였다. "나는 이게 무엇에 관한 것인지 알고 있다고 생각해요."라고 그녀가 말하였다. "당신이 학교를 다닌 시절과는 다르잖아요. 하지만 과학기술은 쉽다는 걸 믿어주세요. 제 아들은 해병대에 있고, 저는 항상 그와 스카이프를 하고 있어요. 어떻게 하는지 보여드릴게요. 걱정 말아요."

Becky가 환자들을 다치게 할 수도 있는 계획과 나이에 대한 차별적인 모욕까지 더해 Sam은 지금 속이 부글부글 끓고 있다. 사실 지난주 Sam은 호주와 뉴질랜드의 물리치료사들이 원격 평가에 사용하는 과학기술과 기법에 대한 학술지 글을 그의 Active Corps 동료 두 명과 논의했었다. Sam은 동료가 "그것은 물리치료사들이 올바른 기술과 훈련을 가지고 있을 때 도달할 수 있는 영역을 보여주는 좋은 예에요."라고 말한 것을 상기하였다.

Sam은 자신을 진정시키고 그의 말을 조심스럽게 이해하려고 노력하였다. "당신이 말하는 것은 훌륭할 거에요." 그가 가다듬은 어조로 말하였다. "하지만 그것은 단순히 가정운동을 조정하는 것보다 좀 더 복잡해요. 원격 평가에서 요즘에 인상적인 일들이 벌어지고 있는 것은 사실이지만, 저는 믿지 않…."

Becky는 그의 말을 끊고 화를 냈다. "나는 평가하는 것에 대해 말하는 게 아니에요."라고 그녀가 말을 더듬는다. "제 말을 안 듣는 건가요? Scott Jones는 전에도 이 문제가 있었어요. 당신이 해야 하는 것은 그가 무엇을 했는지 보여달라고 말하고, 그의 파일에 있는 메모를 본 뒤 그가 목표에 도달했는지 말해주는 거예요. 망설일 게 없어요."

그녀가 말하는 것은 너무 많이 잘못되어 Sam이 어떻게 반응해야 할지 모를 정도였다. 결국 그는 딜레마에 빠지게 되었다.

"Becky" 그가 말했다. "난 애리조나 주에서 면허를 따지 않았어요."

"면허와 이것이 무슨 상관이죠?" 그녀는 화를 내며 대답한다. "당신은 여기서 면허를 땄어요. 그리고 단지 그와 전화로 말을 하는 것뿐이라구요!"

그 시점에서 Sam은 말이 통하지 않아 단순히 "아니오."라고 고개를 저을 뿐이였다.

"당신이 이런 기분을 느끼는 것은 유감이에요." 그의 상관이 말하였다. "그러나 당신이 배정받은 환자를 치료하고 싶지 않다면, 당신을 다른 물리치료사와 바꿔야 할 수도 있어요. 고용주 중심인 사회라는 것을 다시 상기시켜 드릴까요?"

고려와 반영

최신기술과 거리가 먼 Becky와는 다르게 Sam은 물리치료 기술의 새로운 미래를 기대하고 있다. 그러나 그것은 환자를 가장 잘 돕는 방법으로 신중하고 합법적으로 적절하게 사용되어야 한다. Becky가 이 환자를 위해 요구하는 것은 법적 · 윤리적 기준을 충족시키지 못하며, 그는 환자의 요구에 부합하지 못할까 봐 두려워한다. 그러나 그는 도저히 따를 수 없다고 느낀다. 하지만 그의 지역에는 물리치료사가 넘쳐나고, 그는 그의 부모님의 요구를 들어줄 수 있는 지역에서의 직장이 필요하다. Sam이 어떻게 해야 한다고 생각하는가?

윤리적 의사결정 워크시트

사례: ____________________

영역 Jack Glaser(1994)

개인	조직/기관	사회
환자/고객은 개인 간의 권리, 의무, 관계 및 행동에 중점을 둔다.	조직은 조직적 또는 제도적 목표를 촉진하는 구조 및 시스템에 중점을 둔다.	공익에 중점을 둔다.

영역: ____________________

이론적 해석: ____________________

____

개별 프로세스: James Rest(1994, 1999)

도덕적 민감성	도덕적 판단	도덕적 동기	도덕적 용기	도덕성 (Hannah & Avolio, 2010)
윤리적 상황 인식, 해석 및 구성	옳고 그른 행동. 선택지 생성, 윤리적 원칙 선택 및 적용	다른 가치보다 윤리적 가치에 우선순위를 둠. 전문성은 윤리적 행동의 주요동기임	선택한 윤리적 행동 시행과 계획의 발전	도덕적 주인의식, 용기 및 자기 효능을 포함한 의사결정 포함

개별 프로세스: ____________________

이론적 해석: ____________________

____

상황 Swisher et al. (2005) adapted from Kidder

쟁점/문제	딜레마	곤경	유혹	침묵
중요한 가치가 있음	두 가지 선택적인 행동 과정: 권리 vs 옳은 결정	옳은 행동은 알려져 있지만, 임상가가 수행할 수 없음	옳고 그름 사이의 선택	가치가 도전받고 있지만, 이에 대해 말하는 사람은 없음

상황: ____________________

이론적 해석: ____________________

____

물리치료 보조원의 윤리적 원칙 및 윤리적 행동 기준(부록 A 및 B 참조)

물리치료사 윤리강령(원칙) 코드	이론적 해석	물리치료 보조원 윤리규범(기준)	이론적 해석

제안된 행동:

【사례 8】

날 들여보내 줘요, 코치

환자와 고용주의 기대에 동시에 응하는 복합성

물리치료사들은 항상 환자의 최선의 이익에 대해 적절한 결정을 내릴 책임이 있지만, 환자의 최선의 이익과 밀접하게 연관된 다른 이해 단체들의 이익이 충돌할 수 있는 경우가 있다. 스포츠 부상과 안전하게 경기로 돌아갈 수 있는 능력에 관한 최근의 논의는 '최고의 이익'을 위한 결정을 내릴 때 발생할 수 있는 윤리적 충돌에 많은 관심을 불러일으켰다.

John은 미국 미식축구연맹(National Football Leugue, NFL)의 프로축구팀에서 일하는 물리치료사이다. 그는 재활서비스를 제공하는 것으로 팀과 계약을 맺었다. NFL 팀에서의 직책은 그의 개인적인 실력과 서비스를 홍보하기 위해 도움이 된다. 그는 경기로 돌아가기 위한 운동선수의 재활을 위해 팀 주치의, 정형외과 전문의와 긴밀하게 협력한다. 그는 안전하지만 최대한 빨리 선수들을 복귀시킬 수 있다는 그의 판단을 신뢰하는 코치, 특히 수석코치와 좋은 관계를 맺고 있다.

최근, John은 팀의 스타 러닝 백인 Nick이 오른쪽 무릎 부분 반달연골절제술을 받은 후 하지 근육을 강화하도록 요청받았다. 수술은 이틀 전에 시행되었다. John의 목표는 오른쪽 다리, 특히 넙다리네갈래근을 강화하는 것이다. 근거중심 지침은 관련된 다리에서 넙다리뒤근의 근력이 넙다리네갈래의 비율의 60%가 되어야 하고, 넙다리네갈래근의 등속성 동심 최대 토크(torque)와 출력(output)이 반대쪽 다리의 90% 이내에 있어야 한다고 나타내고 있다(Zviliac et al., 2014). John은 특히 높은 요구가 있는 운동으로의 복귀에 이러한 근력강화 변수가 없으면 안전하지 않고 선수의 장기적 건강에 해로울 수 있다는 것을 잘 알고 있다. John은 선수들이 경기에 집중할 수 있도록 그들의 체력을 관찰해야 하는 책임을 가지고 있다.

수석코치는 John의 판단을 신뢰함에도 불구하고, 그는 일주일 후에 있을 플레이오프 경기에 이 선수를 복귀시키고자 열심히 하였다. 그 선수 자신도 가능한 한 빨리 돌아오기를 원하지만, John에게 경기로 돌아오기 전에 그가 완전히 건강하게 준비가 되었는지 확인하고 싶다는 말을 몇 번이나 하였다. 표준과 근거중심 프로토콜에 근거해서, John은 천천히 그리고 체계적으로 Nick의 근력강화 체제를 진행하면서 통증과 붓기, 약간의 운동손실을 조절하기 시작했다. John은 그 프로그램에서 매우 빨리 속도를 내었지만, 그의 동료들에게는 만족스러울 만큼 빨라 보이지 않았다. John이 그의 계속되는 평가에 근거해서 저강도 및 고강도의 동심성 등속 훈련을 아직 Nick에게 진행하지 않은 것에 수석코치, 구단주 그리고 팀 주치의는 실망했다. 하루에 한 번 이상, 수석코치는 훈련실에서 John을 붙잡고 왜 Nick의 진행이 느린지 물어보며, 큰 경기가 5일 밖에 남지 않았음을 상기시켰다. 사실 수석코치와 팀 주치의가 재활을 관찰하면서 둘 다 Nick에게 "Nick, 우리와 당신의 팀원들은 다음 일요일에 경기할 준비가 되어 있기를 기대하고 있어요."라며 왜 그가 그의 근력강화 훈련을 좀 더 적극적으로 하지 않는지 물었다. John은 이것을 우연히 들었고 Nick이 그에게 "팀에게 설명하는 것은 내 소관이라고 하면서 좀 더 속도를 낼 수 있는지" 물었을 때 놀라지 않았다. 그는 John

에게 무릎이 계속 아프고 붓는 것을 경험할 수 있다고 상기시켜주었다. John은 그의 최선의 전문적인 판단에 의해 Nick이 이미 참여하고 있는 치료 기간에 또 다른 치료 기간을 추가한 것과 그가 보통 미루는 저강도 및 고강도 훈련을 시작하는 것보다 더 강하게 몰아붙이고 있다는 것을 잘 알고 있다. 자신감은 있지만, Nick은 변화를 견디고 어느 정도 고통이 예상된다고 확신하고 있다.

Nick은 John에게 "저는 당신의 판단을 믿기 때문에 이 운동 동안 통증과 붓기를 극복하려고 노력할 거예요. 당신이 내게 이익이 되지 않는 것을 제안하지 않을 거란 걸 알고 있어요."라고 말했다. John은 Nick을 그렇게 몰아붙이는 것에 죄책감을 느끼지만, 또한 팀 관리와 코치의 압박에 예민하다. 만약 그가 Nick을 준비시킬 수 있다면 그것은 팀 전체에 이익이 될 것이다. Nick은 터프가이답게 훌륭한 진전을 보였다. 긍정적인 상황에도 불구하고, John은 자신의 임상적 판단이 누구에게 가장 큰 이익인지 생각하지 않을 수 없다.

고려와 반영

John은 여전히 팀의 사업적 측면을 신경쓰는 동시에 선수들의 행복(안녕; well-being)을 매우 걱정하고 있다. 그는 다른 의료진과 코칭 스태프를 존중하면서도 자신이 가진 강한 전문적 관계를 유지하고 싶어 한다. 동시에 선수들의 전문성과 추진력을 존중하지만 이들의 장기적인 미래를 위해 환자인 "선수들"을 가장 우선순위로 신경 쓴다. 그는 팀 운영의 압박에 자신의 의사결정이 영향을 받았는지 궁금하다.

윤리적 의사결정 과정을 거친 후, 어떤 조치를 제안할 것인가?

윤리적 의사결정 워크시트

사례: ______________________________

영역 Jack Glaser(1994)

개인	조직/기관	사회
환자/고객은 개인 간의 권리, 의무, 관계 및 행동에 중점을 둔다.	조직은 조직적 또는 제도적 목표를 촉진하는 구조 및 시스템에 중점을 둔다.	공익에 중점을 둔다.

영역: ______________________________

이론적 해석: ______________________________

____

개별 프로세스: James Rest(1994, 1999)

도덕적 민감성	도덕적 판단	도덕적 동기	도덕적 용기	도덕성 (Hannah & Avolio, 2010)
윤리적 상황 인식, 해석 및 구성	옳고 그른 행동. 선택지 생성, 윤리적 원칙 선택 및 적용	다른 가치보다 윤리적 가치에 우선순위를 둠. 전문성은 윤리적 행동의 주요동기임	선택한 윤리적 행동 시행과 계획의 발전	도덕적 주인의식, 용기 및 자기 효능을 포함한 의사결정 포함

개별 프로세스: ______________________________

이론적 해석: ______________________________

____

상황 Swisher et al. (2005) adapted from Kidder

쟁점/문제	딜레마	곤경	유혹	침묵
중요한 가치가 있음	두 가지 선택적인 행동 과정: 권리 vs 옳은 결정	옳은 행동은 알려져있지만, 임상가가 수행할 수 없음	옳고 그름 사이의 선택	가치가 도전받고 있지만, 이에 대해 말하는 사람은 없음

상황: ______________________________

이론적 해석: ______________________________

____

물리치료 보조원의 윤리적 원칙 및 윤리적 행동 기준(부록 A 및 B 참조)

물리치료사 윤리강령(원칙) 코드	이론적 해석	물리치료 보조원 윤리규범(기준)	이론적 해석

제안된 행동:

【사례 9】

당신은 날 위한 물리치료사인가요?

환자에게 가장 적합한 것을 결정하기 위한 자가평가

모든 물리치료사는 자신의 전문적 기술을 지속적으로 평가하고 안전하고 효과적으로 치료를 제공해야 하며, 환자의 사례를 더 잘 처리할 수 있는 물리치료사 동료에게 의뢰하는 것과 같이 환자에게 최선의 이익이 될 수 있는 일을 해야 할 의무가 있다. 하지만 우리의 강점과 한계를 알고 있다고 해도 우리에게 어떤 전문적 능력이 있는지 묻는 질문을 통해 시험에 들 수 있으며, 이러한 상황은 우리를 언짢게 만든다.

Angela는 장기요양시설(long-term care facility, LTC)인 Shady Oaks의 유일한 물리치료사였다. 그녀는 거의 10년 가까이 그곳에 있으면서 항상 일부 장기요양시설들이 듣는 혹평을 기꺼이 이겨내고 있다. 간호 케어도 한결같이 좋았고, 스스로 말하기를 물리치료 서비스도 훌륭했다. 그녀는 다른 시설의 몇몇 동료들로부터 환자들에 대한 걱정보다 비용을 중심으로 한 것 같은 우선순위에 따라 환자를 치료해야 한다는 악몽 같은 이야기를 들었다. 그렇지만 직원들, 특히 간호와 재활 서비스 사이의 관계는 동료애가 가득하고 존경스러웠다. 어느 금요일 오후, Angela가 서명하기 직전에 부팀장인 Ted가 다가왔는데, 그녀는 그를 알지만 거의 보지 못하거나 교류가 없었다. 그들은 서로 인사를 주고받은 뒤, 그가 그녀를 찾았던 이유를 말했다. 며칠 전 저녁, 요양원 직원 Gwen이 주차장에서 넘어지면서 팔로 착지하여 어깨를 다쳤다는 사실을 알고 있는지 물었다. 그녀는 웅덩이에 발을 들여 놓았는데 거기에는 아무런 경고도 없었고 커다란 구멍이 숨겨져 있었다. Ted는 Gwen이 회복하기 위해 잠시 동안 일을 할 수 없을 것이라고 Angela에게 말했다. 물리치료가 처방되었고, 의사는 그녀를 물리치료 진행에 따라 퇴원시켜 직장에 복귀시킬 것이다. Angela는 자신이 Gwen에게 물리치료를 위해 가볼만한 몇몇 장소를 추천해줄 수 있을 것이라고 생각해서 Ted가 이런 질문을 하는 것이라고 추측했다. 그러나 주변에 치료할만한 곳이 있는지 알아보려면 시간이 필요하다고 말하려던 참이였다…. 그러나 그가 Gwen에게 내일 아침 Shady Oaks의 첫 물리치료를 기대하라고 말했을 때 그녀는 놀랐다. 그녀가 Ted에게 처음 한 대답은 그녀가 근로자의 보상금을 청구하는 방법을 모른다는 것이었다. Shady Oaks의 환자들은 보통 노인의료보험에 가입되어 있고, 때때로 노인의료보험제도와 저소득층 의료보장제도에 모두 가입되어 있기도 했다. 그녀는 심지어 시설에서 입원환자가 아닌 사람을 치료하는 것이 합법적이라고 확신하지 못했다. 그들은 외래환자 부서가 없었다. 그녀는 Ted에게 그 우려를 가까스로 표현했다. 그는 킥킥거리며, 그녀의 생각은 감사하지만, 그녀가 걱정하지 않아도 잘 처리될 것이라고 그녀에게 말했다.

Angela는 복도에 서서 Ted가 행정부서로 돌아가는 것을 지켜보면서 그 비용은 아마도 빙산의 일각일 것이라고 생각했다. Angela는 Gwen을 알지 못했다. 그들은 같은 교대 근무는 아니었지만, 환자에 관한 메모와 이메일을 많이 주고받았다. 동료로서 그녀는 Gwen이 최고의 치료를 받을 수 있을지, 가장 적절한 치료를 받을 수 있을지 당연히 걱정되었고, 이러한 생각이 들기 시작했다. 그녀가 Shady Oaks에서 급성 어깨질

환을 가진 환자를 치료한지 몇 년이 지났고 그들은 환자의 급성 질환 문제가 제한된 훌륭한 안전 기록에 대해 자부심을 가지고 있다…. 그러나 그녀가 무엇을 해야 할지 모르는 것은 아니었다. 반면에 그녀는 심각한 문제를 가진 환자를 치료할 수 있는 시설을 보유하고 있었는가? Angela는 좀 더 생각해 보면서, 근로자의 보상과 관련된 부상을 '사내'에서 치료하는 것의 가능한 결과를 고려하기 시작했다. 그들은 서로를 정말 몰랐지만, 그들은 동료였고, 그녀의 환자로서 책임이 있었다. Shady Oaks 측에서 Gwen의 '근무 날짜에 복귀'에 대해서 우려하고 있는데, 그녀는 그 책임을 다할 수 있을까? 모든 상황이 '옳은' 것 같진 않았지만 그녀는 하나뿐인 물리치료사이고, 그녀가 보통 '매우 까다로운 문제'에 대해 상의하는 다른 사람들은 이 상황에 대해 다른 견해를 가질 수 있다…. 예를 들어, 간호 과장은 고용인이나 긴 기간 동안의 직원 배치에 대해 걱정한다. 임상 서비스 책임자(director of clinical services, DCS)는 그녀의 또 다른 자문관이지만, 완전히 중립적이라고 볼 수 있는가? 이 모든 사고가 Shady Oaks의 부주의로 일어났지만, 임상 서비스 책임자는 이 상황에서 이중적 역할을 하고 있는가, 아니면 충성심에 충돌이 있는가? 반면에, 그녀가 한동안 사용하지 않았던 수치료 기술들을 다시 연습하는 것은 재미있을 것이다. 확실한 한 가지는 내일 아침 전에 결정을 내리고 Gwen에게 집중해야 한다는 것이다.

고려와 반영

Gwen이 물리치료를 받는 곳에서 Angela가 다음과 같이 고심하고 있다. 그녀가 회복 중인 이 시기에 환자에게 가장 적합한 기술이 있는가? Gwen을 환자로 받아들였는데, 결과가 좋지 않다면 누구에게 책임이 있는가? Gwen을 이런 환경에서 다루는 것이 합법인지, 아니면 모든 것이 괜찮다는 행정부서의 말을 받아들일지를 계속 걱정해야 하는가? 그녀가 동료/환자인 Gwen에게 자신의 상태가 개선되지 않고,

그녀가 처음 예상했던 것보다 더 많은 주의가 필요할 경우 적절한 과정을 준수하도록 할 책임이 있는가?

Angela는 입원 시설에서 근로 중 발생한 부상을 입은 직원을 치료하도록 하는 계획에 문제가 있을 수 있다고 생각하는 유일한 사람이며, 그 사실을 인정하는 것이 좋지만은 않았지만, Gwen을 치료하기 위한 자신의 기술에 의문을 가졌다. 그래도 환자에게 최선의 이익이 되는 적절한 치료를 제공할 수 있을 것이라고 확신했다.

윤리적 의사결정 과정을 거친 후, 어떤 조치를 제안할 것인가?

윤리적 의사결정 워크시트

사례: ______________________

영역 Jack Glaser(1994)

개인	조직/기관	사회
환자/고객은 개인 간의 권리, 의무, 관계 및 행동에 중점을 둔다.	조직은 조직적 또는 제도적 목표를 촉진하는 구조 및 시스템에 중점을 둔다.	공익에 중점을 둔다.

영역: ______________________

이론적 해석: ______________________

____

개별 프로세스: James Rest(1994, 1999)

도덕적 민감성	도덕적 판단	도덕적 동기	도덕적 용기	도덕성 (Hannah & Avolio, 2010)
윤리적 상황 인식, 해석 및 구성	옳고 그른 행동. 선택지 생성, 윤리적 원칙 선택 및 적용	다른 가치보다 윤리적 가치에 우선순위를 둠. 전문성은 윤리적 행동의 주요 동기임	선택한 윤리적 행동 시행과 계획의 발전	도덕적 주인의식, 용기 및 자기 효능을 포함한 의사결정 포함

개별 프로세스: ______________________

이론적 해석: ______________________

____

상황 Swisher et al. (2005) adapted from Kidder

쟁점/문제	딜레마	곤경	유혹	침묵
중요한 가치가 있음	두 가지 선택적인 행동 과정: 권리 vs 옳은 결정	옳은 행동은 알려져 있지만, 임상가가 수행할 수 없음	옳고 그름 사이의 선택	가치가 도전받고 있지만, 이에 대해 말하는 사람은 없음

상황: ______________________________

이론적 해석: ______________________________

____

물리치료 보조원의 윤리적 원칙 및 윤리적 행동 기준(부록 A 및 B 참조)

물리치료사 윤리강령(원칙) 코드	이론적 해석	물리치료 보조원 윤리규범(기준)	이론적 해석

제안된 행동:

CHAPTER 11

재활전문가들의 관계

물리치료사는 환자를 관리하는 팀의 필수적인 인력이다. 모든 물리치료사는 자신의 행동에 궁극적인 책임이 따름으로 환자에 대한 단독적인 접근을 피해야 한다. 환자에게 안전하고 효과적인 의료 서비스를 제공하기 위하여 물리치료사, 치료보조원, 기타 의료 서비스에 종사하는 전문 인력들의 팀 접근(team-approach) 방법이 필요하다. 팀의 일원으로 일하면서의 상호 존경과 신뢰를 위해 모든 의료 서비스 제공자에게 공통적인 두 가지 덕목이 필요하다. 전문 교육의 일환으로 효과적인 팀 접근을 위하여 사전에 한 그룹의 일원이나, 팀의 일원으로 일을 수행하는 연습이 필요하다. 이러한 그룹을 통한 연습 과정에는 물리치료사와 물리치료사협회의 내규에 따라, 전문가 간의 교육과 궁극적으로 전문가 간의 실무에 참여할 수 있는 기회가 주어질 수 있다. 전문가적인 관계에서는 의사소통의 기술이 필요하며, 다른 전문가들의 의견을 듣고 받아들이며, 그들의 관점을 고려하려는 의지가 필요하다.

전문가는 여러 많은 부분에서 멘토 또는 감독자의 역할로 다른 전문가들과 의견을 교환할 수 있으며, 또한 팀 접근 방법은 다른 재활 분야의 동료들이 환자들에 대한 치료 방법에 대해 이해하고 서로 보완할 수 있다. 팀 접근 방법은 각 분야별로 긴밀하게 연결되어 있으며, 모든 전문가가 환자를 위해 상호 존중 관계를 유지해나가야 한다. 다음의 사례에서도 전문가들 간의 매우 다른 관점을 찾아볼 수 있다. 모든 전문가들은 그들의 실무에 관련된 덕목에 대한 공통된 과제를 공유한다.

【사례】

협력 전문 재활전문가의 존중

급성 굳은 어깨 비효율적인 재활전문가의 관계

향수병 전문가들의 권력 남용

【사례 10】

협력

전문 재활전문가의 존중

대부분의 경우 다른 의료 분야의 동료들과 물리치료사로서의 관계는 매우 좋다. 그러나 가끔 환자에게 서비스를 제공하는 재활전문가들 간의 존중과 환자에 대한 신중한 의무와 관심 사이에서 균형을 맞추는 불편한 입장에 처하게 되는 상황이 발생한다. 다음 사례를 통해 확인할 수 있다.

Jim은 20년 이상 개인사업자로 일을 하고 있다. 그는 작은 도시에서 일하기는 하지만 도심 지역에 위치하고 있기 때문에 그의 환자와 고객들은 다양한 물리치료를 선택할 수 있다. Jim은 본인의 지역과 더 큰 도시에서부터 온 고객들이 많다는 사실에 자부심을 가지고 있다. 그는 자신의 환자를 다른 분야의 전문가들과 공유하면서 긴밀한 관계를 유지하고 있다.

Mitch는 62세 건설 노동자로 수년간 힘든 직업과 쉬는 날에 운동을 몰아서 하는 것과 관련된 다양한 신체적인 문제로 Jim을 찾아왔다. Mithch는 엉덩관절 손상으로 인한 통증을 가지고 있었으며, Jim은 Mitch에게 엉덩관절 교환술(hip joint replacement surgery)을 추천하였다. Mitch는 Jim의 의견에 동의하지 않았지만, 지속적인 통증과 고통으로 인하여 결국 그는 Jim의 말이 옳았다고 판단하였다.

Jim은 항상 환자들에게 자신과 일하는 의사들의 특징을 설명해주고 선택할 수 있도록 하는 습관이 있다. Jim은 Mitch에게 실력이 좋고 믿을

만한 3명의 의사를 추천해주었다. Jim은 Mitch의 보험회사에서 수술 전 몇 주 동안 '재활치료'를 보장하는 것을 알고, Mitch에게 엉덩관절 교환술과 수술 이후 물리치료를 자신과 함께 하기를 권장하였다.

Mitch는 Jim의 말에 동의하였다. 그러나 Jim은 Mitch가 Jim이 추천한 의사가 아닌 다른 의사의 수술을 선택했을 때 약간 놀랐다(Mitch는 그의 직장동료의 말을 믿고 그 의사를 선택하였다). 하지만 Jim은 Mitch가 자신에 대한 결정을 내릴 권리를 존중하였다. Jim은 익숙하지 않은 의사를 선택한 것에 놀라기는 하였지만, 항상 그렇듯 환자가 수술과 수술 후 물리치료를 위해 가능한 최상의 상태로 유지하고 회복할 수 있도록 돕기로 결심한다.

수술 전의 마지막 물리치료를 실시하고 2주 후(수술 후 약간의 재활치료를 실시한 후), Mitch는 Jim의 치료실로 복귀하였다. Mitch는 자신의 수술 후 회복이 낙관적으로 보이고 곧 다시 일하게 될 것이라고 믿고 있지만, Jim은 평가 과정 동안 Mitch의 수술 흉터가 본인이 수년 동안 경험한 것보다 훨씬 더 광범위하고 심각하다는 것을 알게 되었다. Jim은 또한 Mitch의 수술 직후 보형물이 약간 탈구되어 있어 재수술을 실시해야 되는 것을 걱정하고 있다. Jim은 Mitch가 여전히 간헐적 탈구가 발생되는 것을 알고 있었다. Jim이 중요하게 생각하는 것은 Mitch가 또 다른 탈구를 막기 위해 관찰하도록 지시받은 주의사항들에 대해 잘 알고 있다는 것이다. Mitch는 "나는 좋은 환자가 될 것이고, 빠른 시일 내에 업무에 복귀할 것"이라고 말했다.

Jim은 몇 주 뒤에 다음 예약을 잡았지만, 다음날 아침 대기실에서 정신없이 앉아있는 Mitch의 아내인 Doris를 발견하였다. 그녀는 한 시간 전에 Mitch의 엉덩관절에 새로운 문제가 발생하여 심각한 통증으로 차 밖에서 대기하고 있다고 말하였다. 그리고 그녀는 Jim에게 그의 상태를 확인해주길 요청하였다.

Jim은 Mitch를 부축하여 치료실 내로 들어왔고, 그의 엉덩관절이 탈구된 것을 확인하였다. "수술한 담당의사가 모든 일상생활을 할 수 있다고 말했어요! 진짜 맹세해요."라며 Mitch가 소리쳤다. "내가 일어날 때

엉덩관절에서 탈구되는 소리를 들었어요. 그래서 말인데 선생님께서 저를 도와줄 수 있는 방법이 있나요?". "유감스럽게도 당신은 지금 응급실에 가봐야 될 것 같아요." Jim이 말했다. Mitch는 낙심하며 그의 말에 동의했고, Jim은 Mitch를 그의 차로 돌아갈 수 있도록 도와주며, Doris에게 남편을 수술한 병원으로 데리고 갈 것을 요청했다.

Jim은 Mitch를 다시 보는데 2주의 시간이 걸렸고 Mitch는 재수술을 받아야 했다. Mitch는 "의사는 제가 무언가를 잘못 행동했거나, Jim이 잘못한 것이다."라고 말하며, "저의 생각으로는 당신이 아닌 제가 충분히 조심하지 않았을 것이라고 생각하고 있어요."라고 말하였다. Jim은 Mitch가 자신을 믿는 것에 만족하고는 있지만, 그는 Mitch의 현재 상태가 Mitch의 부주위로 발생된 일이 아님을 알고 있다.

"현재 당신의 상태는 더 심각해졌어요." Jim이 Mitch에게 말했다. "그동안의 어려움을 감안해도 당신은 여전히 또 다른 의학적 조언이 필요합니다."라고 말하면서 Jim은 그가 처음 Mitch에게 말했던 의사들 중 한 명에게 연락할 것을 제안하였다. Jim은 Mitch에게 집도의에 대한 불신을 주고싶지 않지만, 자신이 제안한 의사에게 재수술을 받을 것을 제안했다. 재수술로 인한 문제는 없을 것이고, 문제가 발생한 경우가 매우 드물다고 설명했다. Mitch에게 본인이 추천한 의사가 적절할 것이라고 생각했다.

그러나 Mitch는 이러한 Jim의 걱정과 회유에도 불구하고 "나는 더 이상 의사를 보지 않을 거야! 그리고 나는 월요일 아침에 당신에게 물리치료를 받을 것이고, 나는 최대한 빨리 일을 할 거야!"라고 말하였다.

하지만 월요일 아침 Mitch는 나타나지 않았다. Mitch가 오지 않아 걱정하던 Jim은 Mitch의 집으로 전화를 걸었지만 부재중이였다. 한 시간이 지났을 무렵, Mitch의 아내인 Doris로부터 Mitch가 엉덩관절 탈구로 인해 응급실에 내원했다고 전화는 왔다. Jim은 Mitch를 걱정하고 아내를 위로하면서 이후 상황을 이야기해달라고 부탁하였다.

전화를 끊은 Jim은 가만히 책상에 앉아 Mitch의 상황을 생각해본다. 분명히 Mitch는 또 다른 의사와 상의할 것이다. 그가 그렇게 하지 않으면 어떻게 할 수 있는가? 만약 Mitch가 어떻게든 탈구에 책임이 있다고 확신한다면? 아니면 의사의 말을 믿어 물리치료가 그의 엉덩관절에 악영향을 주었다고 생각하면 어떻게 할 것인가? 만약 Mitch가 또 다른 의견을 결정하게 된다면, Jim이 단순히 "치료하지 않을 거예요."라고 이야기할 수 있을지 걱정이 되었다. 또한 Mitch에게 다른 물리치료사를 알아보라고 제안해야 되는 것인지 고민되었다.

고려와 반영

Jim은 환자들에게 최선을 다하지만, Mitch가 그의 제안이나 충고를 받아들이지 않는 것은 Jim의 치료방법이나 행동 또는 명성이 그와 맞지 않거나 그의 형편 때문일 수도 있다. 부정적 수술의 결과는 Mitch의 회복을 위한 효과적인 Jim의 치료에 영향을 미칠 것이다. 또한 물리치료사에 대한 의심은 Jim에 대한 소송의 결과로 나타날 수 있을 것이다.

Jim은 그의 습관적 탈구가 비수술적 원인으로 인해 발생될 수 있는 것을 알고 있으며, 물리치료사 업무의 측면과 관련한 어떠한 문제도 발생되지 않기를 원한다. 그러나 Jim은 Mitch가 단순히 물리치료사나 환자 자신을 탓하는 것보다 조금 더 과학적인 접근을 통해 의학적 소견을 얻기를 원한다.

Jim은 Mitch의 회복과 생계(livelihood)에 부정적 영향을 미치는 습관적 탈구를 발생시키는 이유와 Mitch의 반복적 손상(reinjury)을 방지하고, 그의 회복을 돕기 위한 Jim의 역할을 위해 다른 의견이 필요하다고 생각한다. 만약 Mitch가 이러한 제안들을 계속 거절한다면, Jim은 환자의 신체적인 회복과 자신의 명성과 업무에 대해 걱정할 수

밖에 없다. 그러나 그는 다른 전문가들의 의견이나 8가지의 의사결정에 대해 신빙성을 잃은 것으로 보이거나 의료인들 사이에서 명성을 얻고 싶어 하지 않는 것으로 보아야 한다.

윤리적 의사결정 과정을 거친 후, 어떤 조치를 제안할 것인가?

윤리적 의사결정 워크시트

사례: ______________________________

영역 Jack Glaser(1994)

개인	조직/기관	사회
환자/고객은 개인 간의 권리, 의무, 관계 및 행동에 중점을 둔다.	조직은 조직적 또는 제도적 목표를 촉진하는 구조 및 시스템에 중점을 둔다.	공익에 중점을 둔다.

영역: ______________________________

이론적 해석: ______________________________

____

개별 프로세스: James Rest(1994, 1999)

도덕적 민감성	도덕적 판단	도덕적 동기	도덕적 용기	도덕성 (Hannah & Avolio, 2010)
윤리적 상황 인식, 해석 및 구성	옳고 그른 행동. 선택지 생성, 윤리적 원칙 선택 및 적용	다른 가치보다 윤리적 가치에 우선순위를 둠. 전문성은 윤리적 행동의 주요동기임	선택한 윤리적 행동 시행과 계획의 발전	도덕적 주인의식, 용기 및 자기 효능을 포함한 의사결정 포함

개별 프로세스: ______________________________

이론적 해석: ______________________________

____

상황 Swisher et al. (2005) adapted from Kidder

쟁점/문제	딜레마	곤경	유혹	침묵
중요한 가치가 있음	두 가지 선택적인 행동 과정: 권리 vs 옳은 결정	옳은 행동은 알려져있지만, 임상가 가수행할 수 없음	옳고 그름 사이의 선택	가치가 도전받고 있지만, 이에 대해 말하는 사람은 없음

상황: ____________________

이론적 해석: ____________________

____

물리치료 보조원의 윤리적 원칙 및 윤리적 행동 기준(부록 A 및 B 참조)

물리치료사 윤리강령(원칙) 코드	이론적 해석	물리치료 보조원 윤리규범(기준)	이론적 해석

제안된 행동:

【사례 11】

급성 굳은 어깨

비효율적인 재활전문가의 관계

개인능력의 질적 향상과 더불어 환자에게 봉사하고 일의 보람을 느끼기 위해서는 물리치료사와 재활 인력 간의 끈끈한 동료애가 필요하다. 이런 동료애가 개인의 능력뿐만 아니라 환자와 치료사에게도 긍정적인 영향을 미치게 된다. 하지만 이런 치료사들이 전문적인 지도와 환자들과의 관계를 위해 각자 개인의 생각만을 추구하고 협력하지 않으면 어떻게 될까?

Gloria는 20년 전에 물리치료사 면허를 획득하였다. 그녀는 첫 아이가 태어날 때까지 병원에서 2년간 일을 하였고, 1년 뒤 둘째 아이를 낳을 때까지 병원에서 아르바이트를 하였다. 그때 그녀는 아이들을 키우기 위해 일을 그만두었고, 5년 후 그녀는 셋째 아이를 낳았다.

그녀는 급성기 환자를 치료하는 전문 치료사였다. 그리고 그녀는 항상 복직을 희망하였다. 이러한 이유 때문에 그녀는 자신의 많은 상황적 변화와 장기간의 공백 기간에도 불구하고 그녀의 면허를 유지하기 위한 모든 여건들을 충족시켰다. 또한 Gloria는 최신 물리치료 경향과 치료법에 대해 지속적인 공부를 위해 미국물리치료협회(American Physical Therapy Association, APTA) 회원 자격을 유지하였다.

현재 그녀는 세 명의 아이들이 대학교와 고등학교에 재학 중이므로 시간적인 여유가 생기면서 다시 본인의 삶을 위해 현장 복귀를 희망하여 열심히 구인구직 목록을 찾아보고 있었다. 그녀는 자신의 지식을 비교할 수 있는 FSBPT(Federation of State Boards of physical therapy)에서 사용되는 oPTion을 사용하여 자신의 지식, 기술, 능력을 현재 입회수준의 물리치료사와 비교해보고 자신의 물리치료 능력이 적절하고 효과적인 치료방법인지를 평가하여 3/4 이상이 충족되는지 확인하였다. 이러한 확인은 그녀가 시립 종합병원의 공개 채용에 신청할 수 있게 하였다. 또한 공개 채용자리가 한 달에 한 주밖에 근무하지 않기 때문에 그녀는 특히 마음에 들었다. 막내 아이가 아직 고등학교에 다니고 있고, 여러 해 동안 다양한 자원봉사를 하고 있는 상황에서 바로 종일 물리치료사로서 근무하기보다는 천천히 부분적으로 업무를 시작하기를 원하였다. 그녀는 자신의 능력에 대한 자신감을 가지고 있으며, 또한 병원에서 근무하고 환자를 치료하는 것에 보람을 느낀다고 생각하고 있다.

Gloria는 자신이 새롭게 지원한 병원에 채용되었음을 확인하고 매우 행복했다. 그녀는 면접과정에서 그녀와 함께 일하게 될 직장동료들이 매우 실력있는 물리치료사들이라는 것을 알게 되었다. 그녀는 그들과 함께 일하면서 그들의 멘토링을 기대하였고, 직장생활에서 제대로 느끼지 못했던 동료들과의 즐거운 시간을 기대하였다.

Gloria의 감독관인 Patty는 그녀가 새로운 직장에 적응을 위한 예비교육을 준비하였고, 예비교육을 위하여 그녀는 Mildred라는 물리치료사와 함께 다녀야 했다. 이런 교육은 병원에 입사한 Gloria를 일주일 내로 병원에 적응하도록 도와주며, 각 부서의 위치와 병원 내의 직장동료들을 알 수 있도록 하였다. Gloria는 교육을 받으면서 자신이 교육을 잘 받을 수 있을 것이라 믿었고, 또한 자신이 이 교육을 받는 몇 주가 지나면 동료들과 유대관계를 맺을 수 있을 것이라 생각하였다.

Mildred는 Gloria가 General City 병원에서 맡게 될 일들에 대한 소개를 잘 해줄 수 있는 훌륭한 강사이기는 하지만, Gloria는 Mildred가 병원 내에서 자신을 소개하는 방법이 만족스럽지 못하였다. Mildred는 다른 물리치료사들이나 동료들에게 "이번에 입사한 새로운 물리치료사입니다." 또는 "Gloria는 20년 동안 전업주부였기 때문에 당신들의 도움이 정말로 필요할 것입니다."라고 소개하였다. Gloria는 Mildred가 정말 도움이 되려고 노력을 하고 있지만, 너무 무신경하게 소개하지 않는지, 아니면 그녀가 정말로 자신의 능력에 의문을 품고 있는지 알 수 없었다. Gloria는 Mildred에게 "나는 급성 환자들의 치료 경험을 가지고 있고, 내가 물리치료사로서 절대 실수한 적이 없다."라고 말했지만, Mildred의 소개는 바뀌지 않았다.

게다가, Gloria는 Mildred로부터 시선을 완전히 피하며 간단한 질문을 할 수 없는 것 같다. Gloria는 Mildred의 행동이 비전문적일 뿐만 아니라 불공평하다고 여기며, 이런 것들이 그의 새로운 직장에서의 일과 관련이 없다고 생각한다.

그럼에도 불구하고, 한 주가 지나고 Gloria의 자율권을 점점 더 많이 부여받으면서, 그녀는 물리치료사로의 역할로 복귀한 것이 옳은 결정이었다고 확신하였다. 그녀는 병원 환경과 환자들과의 유대관계를 좋아한다. Mildred와 Gloria가 문제가 있더라도, Mildred는 Gloria가 주말 근무를 시작할 때, 같이 근무는 하지 않을 것이다.

처음에 Gloria는 한 달에 한 주의 근무 계약을 하였지만, 병원 업무에 빨리 적응하기 위하여 한 달에 두 주의 근무를 계획하였고, 자신의 직위에서 물리치료와 관련된 모든 업무에 만족하고는 있지만, 현재 함께 일하고 있는 물리치료사들의 고정관념에서 Mildred의 행동과 버릇을 발견하였다. Mildred처럼, 그들은 거의 한결같이 그녀의 질문에 인내심이 없어보였다. 최근에 그들 중 한 명은 심지어 화가 나서 소리쳤다. "어디 갔었어요? 아, 맞다." 이것은 Gloria가 병원의 관행에 대해 알고 있지 않다는 것을 암시한다(그러나 사실, 많은 경우에서 Gloria는 그녀의 동료들보다 최신 물리치료 경향을 더 알고 있다고 믿는다).

심지어 구내식당에서도 물리치료사를 비롯한 친한 동료 의료인력들까지 그녀를 달갑지 않게 대해 Gloria는 보통 혼자 밥을 먹는다. 유일하게 가끔 주말에 아르바이트를 하는 Marie라는 물리치료사와 한 번씩 밥을 먹는다. Marie는 Gloria에게 "너무 그들 마음에 들려고 하지 말아요. 그들과 친하게 지내려면 시간이 조금 걸려요. 그냥 선생님의 생각대로 하시면 돼요."라고 충고하였다.

Gloria는 Marie의 말을 듣고 생각에 빠졌다. 그녀는 동료들과의 관계를 좋게 만들어가기 위해 노력했지만, 몇 달 동안 치료에 대한 비판이 지속될 뿐만 아니라, Gloria는 그녀가 환자들을 치료할 때 필요한 장비를 미리 선생님들께 이야기하고 대여 요청을 하였음에도 불구하고 대여 시간의 관리 부족으로 질책을 받기도 했다. 그것은 단지 그녀의 판단착오인가? 아니면 그녀의 동료들이 그녀의 치료과정을 방해하려고 하는 것인가?

Gloria가 일을 시작한지 약 6개월이 지나고, 한 달에 1주일간의 근무로 줄어든지 2개월 후, 그녀는 고등학교 안내 부서(high school guidance department)에서 지원하는 평일 저녁 프로그램에 그녀의 아들과 함께 참석하였다. 주제는 대학입시 준비에 초점을 두었지만 학업의 성취도나 학생의 사회화를 위한 '자주 과소평가되는 억제'로 정의되는 부분도 거론된다. 그 억제는 집단 따돌림이었다. 앞에 있는 강사는 집단 따돌림의 현상(집단 따돌림이 어떻게 생겼고 어떤 영향력을 가질 수 있는지)을 묘사하였는데, Gloria는 자신이 병원 생활을 어떻게 견뎌왔는지를 말하는 것처럼 느꼈다.

이것은 그녀가 새롭게 알게 된 사실이다. Gloria가 병원에서 겪고 있는 상황들은 말할 것도 없고, 다른 동료인 성인에게서 괴롭힘을 당하는 것에 대해 실제로 생각해본 일이 없었다. 하지만 이제 그녀는 병원에서의 장면을 고려하면서 노련함, 배타적 동료 등의 조각을 맞춰 나가기 시작한다. 그녀는 '짓궂은 동료들'로 인한 '퇴사자', '단기 근무자'들에 대해 이야기하는 Marie의 말이 스치듯 지나갔다. Gloria는 자신의 직업인 환자를 관리하고 치료사의 역할을 사랑하기 때문에 일을 그만두고 싶어하지 않았다. 그러나 동료들은 그녀를 항상 무시하고 배척하여 그녀에게 상처를 주었고, 이런 상처들이 업무를 최적으로 수행할 수 있는 능력에 영향을 미치는 '시간 관리 문제'의 원인이 되는 것이다.

성인들 사이에서의 집단 따돌림이란 과연 무엇일까? 그녀는 자신을 더 강하게 만들 수 있고 더 나은 물리치료사 될 수 있도록 만들 수 있는 직업적인 신고식의 한 형태에 대해 너무 예민한 것 같았다. 어쨌든, 그녀는 어떤 의지를 가지고 있는지 그녀의 상사인 Patty는 새로운 사람들에 대한 이런 적대적인 작업 환경을 모르고 있는 것일까? Gloria는 그녀에게 이런 문제를 인지시켜주고 싶지만, 그녀가 과연 동의할 것인지? 만약 Gloria의 상황을 이해하고 동의한다면, Patty는 이 상황을 더 좋게 바꾸기 위해 어떤 조치를 취할 수 있을까?

이런 상황에서 그녀는 이런 큰 소동을 어떻게 해결해야 될 것인가? Gloria는 해결을 해야 할 것인지, 아니면 순응하고 지내야 될 것인지를 고민하고 있다.

고려와 반영

직장인들 사이에서 집단 따돌림에 대한 조짐을 간과하는 것은 드문 일이 아니며, 또한 이러한 상황들이 자신에게도 생길 수 있다는 가능성을 인식하지 못한다. Gloria의 상황은 Workplace Bullying Institue에서 발표한 집단 따돌림에 대한 정의와 일치하고, 비슷한 사례들이 웹사이트에 게시되어 있다(www.workplacebullying.org). 이 기관에서는 직장 안에서의 집단 따돌림을 '한 명 이상의 가해자가 한 명 또는 여러 명을 반복적으로 정신적 · 신체적 피해를 끼치는 학대'라고 정의하며, 더 나아가, '지속적인 협박을 하는 행위를 하거나, 모욕적이거나 겁을 주는 행위, 직장 내 간섭과 고의적 방해 행위를 초래할 수 있는 공격적 행위'라고 정의한다. 이 기관에서는 직장 안에서의 집단 따돌림은 가해자 및 피해자가 급여를 받는다는 것이 다를 뿐 가정폭력의 또 다른 형태라고 주장한다.

직장이나 성인들의 집단 따돌림은 대부분 보고되지 않고 눈에도 띄지 않는다. 대부분의 성인들은 집단 따돌림에 대한 언급을 꺼려하거나 해결을 위한 의지력도 없으며, 그들을 괴롭히는 사람에게 어떠한 불만을 제기하지 않는다. 보고되지 않았지만, 이런 현상들은 실제로 발생되고 있다(Oeffner, 2014)

윤리적 의사결정 과정을 거친 후, 어떤 조치를 제안할 것인가?

윤리적 의사결정 워크시트

사례: ____________________

영역 Jack Glaser(1994)

개인	조직/기관	사회
환자/고객은 개인 간의 권리, 의무, 관계 및 행동에 중점을 둔다.	조직은 조직적 또는 제도적 목표를 촉진하는 구조 및 시스템에 중점을 둔다.	공익에 중점을 둔다.

영역: ____________________

이론적 해석: ____________________

____

개별 프로세스: James Rest(1994, 1999)

도덕적 민감성	도덕적 판단	도덕적 동기	도덕적 용기	도덕성 (Hannah & Avolio, 2010)
윤리적 상황 인식, 해석 및 구성	옳고 그른 행동. 선택지 생성, 윤리적 원칙 선택 및 적용	다른 가치보다 윤리적 가치에 우선순위를 둠. 전문성은 윤리적 행동의 주요동기임	선택한 윤리적 행동 시행과 계획의 발전	도덕적 주인의식, 용기 및 자기 효능을 포함한 의사결정 포함

개별 프로세스: ____________________

이론적 해석: ____________________

____

상황 Swisher et al. (2005) adapted from Kidder

쟁점/문제	딜레마	곤경	유혹	침묵
중요한 가치가 있음	두 가지 선택적인 행동 과정: 권리 vs 옳은 결정	옳은 행동은 알려져 있지만, 임상가가 수행할 수 없음	옳고 그름 사이의 선택	가치가 도전받고 있지만, 이에 대해 말하는 사람은 없음

상황: ____________________

이론적 해석: ____________________

____

물리치료 보조원의 윤리적 원칙 및 윤리적 행동 기준(부록 A 및 B 참조)

물리치료사 윤리강령(원칙) 코드	이론적 해석	물리치료 보조원 윤리규범(기준)	이론적 해석

제안된 행동:

세계적으로 물리치료사들은 환자를 위해 최적의 서비스를 제공하기 위해 헌신적이고 환자를 배려할 줄 아는 직업으로 인정받고 있다. 그러나 모든 직업에는 예외가 있다. 다음의 사례는 지역의 신입물리치료사가 어떠한 실무자와 함께 일하게 되면서 불행이 시작되는 경우이다.

【사례 12】

향수병

전문가들의 권력 남용

Vern은 5년 동안 그의 나라에서 아급성기 전문병원에서 존경받는 물리치료사로 일을 하였다. 그러나 그의 오랜 꿈은 미국에서 물리치료사로 근무하는 것이었다. 그는 미국에서 물리치료사가 되기 위해 서류작업과 면허평가를 마치고, 국립물리치료시험(National Physical Therapist Examination, NPTE) 공부를 하여 최종적으로 H-1B 비자를 신청하는 것이 오랜 꿈이었다. 특히 비자를 얻기 위해서 그는 미국 고용주와 고용인 간의 증빙서류를 지참하여야 한다.

복잡한 과정이지만, Vern과 채용담당자는 물리치료사로서 중요한 과정들을 함께 일했다. Vern은 두 번의 시험을 치룬 끝에 결국 국립물리치료시험에 합격을 하였고, 취업에 관한 다양한 선택을 할 수 있게 되었다. Vern의 채용 담당자는 그에게 모든 우수한 병원임을 보증하였고, 병원 채용 담당자들이 Vern의 지원서를 검토한 결과, 그를 자신의 재활 팀에 채용하기를 희망한다고 하였다.

Vern은 남부 지방에 위치한 아급성 전문 병원인 Tall Oaks Restorative Care를 선택하였다. 이 병원을 선택한 이유는 Vern이 지난 5년간 일한 병원의 환경과 비슷하기 때문에 적응하기 쉬울 것이고, 기후와 삶의 방식이 그의 고향과 비슷하기 때문이었다.

Vern은 Tall Oaks 병원의 성공적인 출근을 위하여, 미국물리치료사협회 웹사이트에 게재되거나 링크된 자료를 찾아 공부하였고, 미국에서의 전문직종의 윤리와 전문성까지 공부하였다.

드디어 출근 날 아침이 밝았다. Vern은 지난 몇 주 동안 빨래방과 커피숍 근처의 아파트를 구하기 위해 시내를 돌아다녔다. 그는 그의 새 직장의 문을 열고 들어가면서 흥분을 감추지 못했다.

그의 직장동료들은 그를 반갑게 맞이해주고, 그의 입사를 진심으로 축하해주었다. Vern은 휴대전화를 통해 채용 담당자의 도움을 받아 오전근무 동안 서류를 작성하였고, 물리치료실로 이동하였다. 그곳에서 그는 Vern의 H-1B비자에 기재된 '고용주-고용인 관계'의 고용주인 Claire를 만났다.

Vern은 Tall Oaks 병원에서 만난 모든 사람들처럼 Claire도 Vern의 첫출근에 대해 기뻐하는 것 같았다. 그녀는 이 병원에서 물리치료실을 감독하는 것 이외에, 그녀가 이 지역에 있는 다른 아급성 병원을 소유하고 있다고 설명하였다. "Tall Oaks 병원이 직원에게 힘든 병원이고, 그것이 당신이 여기에 온 이유"라고 설명하였다.

Vern은 특히 그와 그녀가 아급성 환자를 위한 30병상을 포함한 90병상의 병원인 Tall Oaks 병원에서 유일한 물리치료사임을 알았을 때, 그녀의 말을 칭찬으로 받아들일지, 아니면 단순히 Claire의 안도의 한숨으로 받아들일지 확신하지 못하였다.

Vern은 그녀의 말을 듣고 어떻게 2명의 물리치료사가 그렇게 많은 환자를 치료할 수 있는지 그리고 그의 역할이 무엇인지 궁금하였다. 그의 마음을 읽은 듯이 Claire는 "병원 근처에 있는 패밀리 레스토랑에서 어떻게 업무 분담을 할 것인지에 대해 논의하자."고 말하였다.

레스토랑의 음식은 맛있었고, 음식을 거의 다 먹었을 때 그는 조금 더 진정이 되었다. 하지만 갑자기 Claire가 한 말에 그는 놀랐다. "너의 전임자는 그리 오래 근무하지 않았다."라고 그녀가 말하였다. 또한 그녀는 "그러니 내가 왜 이 나라에서 근무하는 것만으로도 감사할 외국인을 고용했는지 충분히 이해할 거야."라고 말했다. Claire가 이렇게 말하면서 웃고 있었지만, Vern은 그녀의 농담을 받아줄 수 없었다.

그들이 병원으로 다시 돌아왔을 때, Vern은 운동치료실에서 4명의 환자를 운동시키고 있는 친절한 Mark를 만났다. 몇 분 후 Mark는 "1시에 다른 한 명의 환자를 데리고 와야 한다."며 이야기하였고, Vern은 지금 운동 중인 환자들을 어떻게 해야 될지 몰라 혼란스러웠다. 또한 그는 누가 새로 입원한 환자를 치료할 것이며, 어느 환자가 자기의 환자이고, Claire 환자인지 파악하지 못하였고, Tall Oaks 병원에서 Mark는 물리치료를 받는 환자들과 어떤 역할을 하고 있는지에 대해 혼란스러웠다.

바로 그때, Claire가 사무실에서 나오며 "Mark 선생님, 정말 대단하지 않아요?"라고 말했다. 그녀는 Vern에게 환자 차트를 건네주고 자신은 회의에 참석하겠다고 말하였다. "질문이 있으면 차트를 확인해보세요." 그녀는 방을 나오면서 어깨 너머로 말하였다. "치료실 잘 부탁해요! 몇 시간 후에 봅시다."

Mark는 2명의 환자와 함께 돌아왔다. 그는 환자들에게 몇 분 동안 "유지하세요."라고 말하면서 치료실에 있는 다른 환자들과 함께 그룹치료를 시작하였고, Vern이 보도록 동작을 취하였다. Vern은 완전히 혼란스러웠다. Vern은 미리 알아본 미국의 물리치료 보조원들이 물리치료사의 감독 하에 환자와 함께 일하는데 있어 어느 정도 권한을 가지고 있지만, 그들의 권한이 제한적이라는 것을 알고 있었다. 그리고 Vern은 치료해야 할 많은 환자들이 있었고, 치료를 적용하느라 바쁜 시간을 보냈다.

오후 5시쯤, Claire는 회의가 길어졌고, 학교 다니는 딸을 수영장으로 데려다 주고 왔다고 설명하면서 돌아왔다.

Claire에게 "선생님, 돌아와서 기쁩니다. 제가 궁금한 것이 많습니다."라고 Vern이 말했다.

"그렇겠죠!" Claire가 퉁명스럽게 대답하였다. "실은 말이지, 청구는 나의 업무이니 네가 치료를 미리하고 환자의 치료만 해주면 돼요. 그리고 오늘 밤은 푹 쉬고, 지금 내가 바로 집에 돌아가야 되니, 이 일에 대해서는 내일 아침에 의논하죠?"

그렇게 말하고 그녀는 치료실을 나가버렸다. Mark는 Vern의 표정에서 "방금 무슨 일이 있었니?"라는 듯한 다급함을 읽을 수 있었다. Mark는 빙그레 웃으며 "너의 선임 물리치료사는 Claire가 환자를 치료할 때를 제외하고는 모든 일에 대해 성격이 급한 사람이라고 생각하였다."라고 말하였다.

Vern은 그날 밤 잠을 설쳤고, 다음 날 아침 답을 얻기로 결심한 채 병원에 도착하였다. 하지만 Claire는 그녀의 6살 딸이 아파서 딸을 돌보기 위해 집에 있어야 한다는 말을 전해 들었다. Vern의 업무량은 출근 첫날보다 훨씬 더 많았다. 그는 그의 물리치료사로서의 능력에 자신이 있었고, 그의 현 상황에 대해 최선을 다하였다. Mark는 분명히 물리치료 보조원으로서 자신의 업무 범위를 넘어서는 일을 해내고 도움도 되었지만, 물리치료사로서의 지식과 훈련이 부족했다. 한편 Vern은 아무런 충고나 지도도 받지 못한 서류작업이 계속 그를 괴롭히고 있었다.

Claire는 다음날 아침에 출근하였고, Vern은 그녀가 사무실에 들어가서 앉을 동안 사무실로 따라 들어갔다. 그녀는 침착해 보였고, Vern이 가진 어떤 질문에도 기꺼이 대답할 것이라고 말하였다.

Vern은 Tall Oaks 병원에 근무하는 물리치료사에 비해 환자들이 더 많다고 지적했다. "우리가 할 수 있는 만큼 최선을 다 해야 해요."라고

Claire는 말했다. "저의 철학은 환자에 대한 치료적 질이지, 양이 아니에요. 어쨌든, 이런 일들은 미국에서 흔하지 않지만, 우리 병원 시스템의 업무가 부담되기는 하죠."

Vern은 물리치료사 보조업무를 하는 Mark가 어떻게 물리치료사인 것처럼 환자를 전적으로 치료하고, 그 치료에 대해 기록하는 것에 대해 지적하였다. "나는 Mark를 잘 훈련시켰어요.", "제발 저의 말을 믿어주세요. 저는 Mark가 하는 모든 일을 봤어요. 그리고 학위가 전부는 아니에요. Mark는 이 업무에 대한 소질을 가지고 있어요. 어쨌든 Mark를 어떻게 쓰는지는 저의 일이니까 걱정하지 마세요."라고 Claire가 말했다.

그리고 Vern은 환자에 대한 청구와 치료에 대한 기록을 하는 치료차트에 대해 물었다. Vern은 청구서를 보지 않았기 때문에 차트에 서명을 하지 않고 있으며, 또한 그 차트가 정확한지 알 길이 없었다. Claire는 "너의 치료 차트에 서명하는 것과 같은 방법으로 서류에 서명하고 면허번호를 포함해야 한다."고 말했다. "청구서에 신경써주세요. 당신이 알아야 할 일은 우리가 비용을 확실히 청구할 수 있도록 확실히 해야 한다는 겁니다. 그래야만 우리가 아무도 해고할 필요가 없게 될 수 있습니다."

Vern이 자기가 생각하고 있는 것이 옳은 일이라고 믿고 있는 것일까? Claire가 그의 직장을 위협하고 있는 것일까? 하지만 Claire가 고용주와 고용인 관계의 주제로 다시 돌아온다면, 그 일에 대한 의심은 없어진다. 틀림없는 것은 그가 Tall Oaks 병원에서 실직하게 된다면, H-1B 비자에 문제가 발생한다는 것이다.

Vern이 이미 Claire게 충분한 괴롭힘을 당했다고 느끼지 않는 것처럼, 그녀는 덧붙였다. "알고 있다시피, 당신의 채용 담당자와의 계약에는 비경쟁적인 조항이 있어요. 1년 이내에 이곳을 퇴사한다면, 다른 고용주와 일을 할 수 없다는 조항이 있어요. 그리고 당신은 그것이 미국에 머무르는 것에 어떤 의미가 있는지 잘 알고 있을 겁니다."라고 그녀는 말한다. "직장도 없고, 비자도 사라집니다."

Vern은 말문이 막혔다. Claire는 Vern과의 대화를 마무리지었다. "낙원에서 또 바쁜 하루!" 그녀가 가벼운 어조로 말한다. "보세요.", 그녀는 말을 덧붙였다. "내 말 오해하지 말고 들어보세요. 저는 당신이 저희 직장에 취업해서 기뻐요, 당신은 다른 나라에서 왔지만, 매우 양심적이고 제가 희망하던 것보다 유능해 보여서 아주 좋습니다. 당신이 이 일을 쉽게 만들 수도 있고 어렵게 만들 수도 있어요. 개인적으로 나는 우리의 환자를 치료하고, 함께하는 일들을 낙관적으로 풀 수 있다고 생각하고, 이런 상황을 최대한 잘 해결해 나아갈 수 있다고 생각하는데, 당신의 생각은 어때요?"라고 말하였다.

Vern은 자신이 정말로 어떤 생각을 하고 있는지 말할 수 없었다. 왜냐하면 "환자들을 돕는 것"이 Claire의 우선순위와는 거리가 멀어 보였기 때문이다. Vern의 고용과 비자 상태보다 더 큰 문제가 분명히 여기에 있었다. Claire의 말처럼 '자신에게 편안함'을 주는 것은 환자를 잘 관리할 수 없을 것이고, Vern의 명성에 좋지 않은 영향을 줄 것이다.

고려와 반영

Claire는 Vern을 이용하고 있는 것이 분명하다. 그는 미국에서 물리치료사로서의 역할을 하기로 한 결정에 엄청난 시간과 돈, 노력을 투자했지만, 이제 그는 그녀가 분명히 강조했듯이 그녀의 손에 달려 있다. 이러한 Claire와 Vern의 사례는 물리치료사의 부적절한 고용 형태를 유발하거나 위협함으로써 모범사례를 훼손한다. Claire는 자신의 행동에 대한 결과에 아무런 두려움이 없는 것 같지만, Vern에게는 큰 위험 요소가 된다.

윤리적 의사결정 과정을 거친 후, 어떤 조치를 제안할 것인가?

윤리적 의사결정 워크시트

사례: ____________________

영역 Jack Glaser(1994)

개인	조직/기관	사회
환자/고객은 개인 간의 권리, 의무, 관계 및 행동에 중점을 둔다.	조직은 조직적 또는 제도적 목표를 촉진하는 구조 및 시스템에 중점을 둔다.	공익에 중점을 둔다.

영역: ____________________

이론적 해석: ____________________

____

개별 프로세스: James Rest(1994, 1999)

도덕적 민감성	도덕적 판단	도덕적 동기	도덕적 용기	도덕성 (Hannah & Avolio, 2010)
윤리적 상황 인식, 해석 및 구성	옳고 그른 행동. 선택지 생성, 윤리적 원칙 선택 및 적용	다른 가치보다 윤리적 가치에 우선순위를 둠. 전문성은 윤리적 행동의 주요동기임	선택한 윤리적 행동 시행과 계획의 발전	도덕적 주인의식, 용기 및 자기 효능을 포함한 의사결정 포함

개별 프로세스: ____________________

이론적 해석: ____________________

____

상황 Swisher et al. (2005) adapted from Kidder

쟁점/문제	딜레마	곤경	유혹	침묵
중요한 가치가 있음	두 가지 선택적인 행동 과정: 권리 vs 옳은 결정	옳은 행동은 알려져 있지만, 임상가가 수행할 수 없음	옳고 그름 사이의 선택	가치가 도전받고 있지만, 이에 대해 말하는 사람은 없음

상황: ____________________

이론적 해석: ____________________

____

물리치료 보조원의 윤리적 원칙 및 윤리적 행동 기준(부록 A 및 B 참조)

물리치료사 윤리강령(원칙) 코드	이론적 해석	물리치료 보조원 윤리규범(기준)	이론적 해석

제안된 행동:

CHAPTER 12

전문적 책임

우리 모두는 동시에 여러 공동체에 속해 있다. 또한 우리는 출생과 함께 가장 기본적인 공동체인 가족을 이루게 된다. 적절한 행동을 올바르게 구별하는 방법을 가르치는 책임은 가족에게 있다.

아동은 다양한 공동체에서 상호작용을 하게 된다. 예를 들어, 학교, 스포츠 팀, 밴드, 코러스, 종교 단체 등의 여러 단체가 있다. 하지만 직장은 다른 분야이다. 왜냐하면 상호작용의 관습적인 규범은 의무라는 높은 수준의 책임을 요하며, 이는 매우 복잡하고 중요한 것이기 때문이다. 바로 치료사-환자와의 관계를 의미한다.

모든 물리치료사들은 그들이 치료를 행하는 관할구역의 법과 물리치료사를 위한 윤리강령을 준수해야 한다. 둘 다 구속력이 있지만, 법은 지켜야 할 최소한의 표준이다.

윤리학은 선택사항은 아니지만 다소 '열망적'이며 환자-치료사 관계의 모든 방면에서 지침을 제공한다. 또한 물리치료 학생, 면허를 가진 물리치료사, 보조원들이 그들의 치료 관련 법과 윤리강령을 아는 것은 의무이다.

대중은 우리가 윤리강령뿐만 아니라 직업의 행동 미덕을 보여줄 것을 기대한다. 이러한 미덕은 책임감, 이타주의, 동정심, 탁월함, 성실함, 직업적 의무, 사회적 책임의 미덕을 통합한 것이다. 전문적인 책임은 개인, 조직 및 사회적 현실에서 발생한다. 대중은 자신이 받는 치료의 우수성을 판단하지 못할 수도 있지만, 물리치료사의 경우 자신이 갖추어야 할 전문적인 책임감에 대해 알고 있다.

다음에 제시된 사례를 통해 전문가가 지녀야 할 책임감의 중요성을 살펴보자.

【사례】

수동적 프로토콜 자율 임상 의사결정

가짜 역량 역량 및 한계 평가

대단히 이해하기 어려운 언어 정확한 기술 보고를 통한 환자 보호

【사례 13】

수동적 프로토콜

자율 임상 의사결정

전문적인 물리치료사의 의무는 환자와 고객을 평가하고 그들의 지식과 훈련, 운동 기술능력을 충분히 고려하여 그들에게 최적의 치료 계획을 세우는 것이다. 하지만 이러한 치료계획에 대한 의사결정이 물리치료사보다 높은 위치에 있는 사람들에 의해 차단될 수 있다. 다음 사례에서 이와 같은 경우를 볼 수 있다.

Jill은 지난 5년 동안 가정방문 치료를 한 물리치료사이다. 그녀는 독립적이고 다양한 방면에 도전하기를 좋아한다. 그래서 그녀는 대도시에 있는 가정의료기관(home healthcare agencies)에 지원하여 가족과 함께 살기로 결심하였다.

그녀의 새로운 직장의 규모는 이전 직장의 규모와 비슷하며, Jill은 새로운 동료들과 환자들에게 빠르게 적응하고 있다고 느낀다. 하지만 그녀의 한 달간의 수습 기간을 평가하는 자리에서 물리치료실 책임자인 Bob이 그녀의 일에 대해 완전히 만족하지 않는다는 것을 느꼈다. 그가 그녀에게 "대체로" 그녀의 일을 잘하고 있다고 말할 때, 그녀는 놀라움과 실망감을 감추지 못했다. 왜냐하면 그녀는 이전의 상사에게는 어떠한 피드백도 받지 못했기 때문이다. 그래서 그녀는 치료의 질을 향상시키기 위해 어떤 것을 더 해야 하는지 묻는다.

Bob은 잠시 머뭇거리다가, "제 말을 오해하지 말고 들으세요. 환자와 직장동료들은 당신을 좋아하고, 물리치료사로서 재능도 있지만, 무릎관절 전치환술을 받은 환자의 차트에 관해 정형외과의사들과 몇 가지 문제가 있어요."

Jill은 당황스러웠다. 그녀는 자신의 재활 치료 차트에 자부심을 갖고 자신이 하는 모든 일을 꼼꼼히 기록하도록 노력하였다. "온열 치료?" 그녀가 Bob의 말을 되풀이하며 묻는다. "저의 치료 차트에 어떤 문제점이 있나요?"

"특히 당신에게서 치료받은 무릎관절 전치환술 환자인 Lucy Weber와 Don Engel 2명의 재활치료 차트에서 볼 수 있어요. 두 환자 무릎의 치료를 위해 정형외과의사의 처방은 CPM(continuous passive motion machine)을 사용하는 것이었어요. 또한 정형외과 의사들이 무릎관절 전치환술을 받은 환자들의 치료를 위해 CPM 사용을 권장하고 있습니다." Bob은 "물리치료사가 30분 동안 환자에게 CPM을 적용하는 것이 병원을 퇴원하여 가정생활을 할 수 있도록 만들기 위한 효과적인 치료 방법이라고 생각합니다." "또한 이런 생각이 우리 병원에서 CPM 사용 프로토콜에 반영되어 있어요."라고 말했다.

Jill은 자신의 치료적 행위에 대해 충분히 설명할 수 있는 근거에 대해 확신을 갖고 약간의 안도의 한숨을 쉬었다. Jill은 "Lucy와 Don은 수술 후 1주일 밖에 되지 않았다."고 말했다. Jill은 "제가 처음 방문했을 때, 저는 두 분 모두 CPM 사용 방법을 알고 있는지 확인하였고, 그 다음 방문이 끝날 때마다 CPM이 적절히 조절되었는지 확인하였습니다."고 말했다. "하지만" 그녀는 말을 계속 이어나갔다. "현재 CPM이 단순 무릎관절 전치환술을 받은 환자들의 수술 직후 환자의 기능 회복에 즉각적인 효과를 나타내지 않는다는 연구들이 있습니다. 사실 저는 최근 관절성형학회지에서 출간한 훌륭한 연구를 읽었습니다. 그 연구의 저자들은 CPM 사용으로 부종이 더 오래 지속된다고 발표하였습니다. 또한 최근 미국물리치료협회의 실습센터에서 작성한 '물리치료사와 환자가 질문해야 할 5가지 사항'에서 이러한 관행이 기술되어 있다는 것을 알게 되었습니다. 그 5가지 사항에서 제가 말하고 싶은 것은 'CPM의 제한적인 이점과 비용을 신중히 비교해야 한다.'는 것입니다."

Bob은 "당신의 말은 고맙지만, 정형외과 의사들은 무릎관절 전치환술 환자에 대한 CPM 사용을 강력하게 주장하는 사람들이라는 사실과 증명된 프로토콜에 대한 사실을 따져볼 필요가 있다."라고 대답하였다.

Jill은 Bob이 자신의 행동에 대한 이유와 증명을 했는데도, 자신의 생각에 대해 지지하지 않는 것 같아 놀랐다. 환자에게 최선의 치료방법으로 45분 동안 치료하는 것보다 30분의 기계사용이 더 좋다는 말에 동의할 수 없었다. 하지만 그녀는 Bob의 의견에 대해 반대하지 않고 인정하기로 결정했다.

Lucy와 Don의 집에 다시 방문했을 때, 그녀는 의사들이 당신들의 치료에 도움을 주기 위해 CPM 사용을 권고한다고 말하였다. 그러나 Jill은 또한 CPM 사용의 빈도를 제한되어야 한다고 확고히 믿고 있으며, 방문기간 동안 자신이 처방한 운동프로그램과 CPM 사용을 복합적으로 사용하는 것이 환자의 증상 호전에 좋은 결과를 제공할 것이라 생각한다.

2주의 시간이 지나고 Bob은 다시 한 번 Jill을 그의 사무실로 불렀다. 그는 "정형외과 의사인 Jim Baines가 어제 나를 불렀고, 당신이 CPM 프로토콜을 따르지 않은 것에 매우 화가 났다."라고 말했다.

Jill은 "어떻게 제가 치료할 때보다 환자들의 상태를 더 좋지 않게 만드는 기계를 수동적으로 보는 것이 말이 되나요?"고 물으면서 좌절감을 감추지 못했다.

Bob은 그녀를 똑바로 바라보며 조심스럽게 말한다. "몇 주 전에 만났을 때 제가 말했듯이, 모두들 당신을 좋아하고 잘하고 있어요. 하지만 정형외과 의사는 이 치료 방법을 믿고 있고, 우리는 그들의 CPM 프로토콜을 따라야 합니다. 이것은 다른 방법이 없으니 이해해주시고, 우리는 의사와 다른 재활분야의 선생님들로 구성되어 있는 재활 팀의 한 부분입니다. 그리고 저희 팀은 당신이 우리 팀의 일원으로 남아 있기를 원합니다. 이것이 핵심입니다. 알겠죠?"

Jill은 고개를 끄덕이지만, 그녀가 Bob의 사무실을 떠날 때는 머리가 아팠다. 어떻게 근거가 잘 뒷받침되지 않는 치료를 제공하면서 물리치료사로서의 책임과 직업윤리에 충실할 수 있을까? 만약 그녀가 Bob의 말에 응하지 않는다면, 그녀는 정말로 해고될까? 만약 Bob이 그녀의 직업적 판단보다는 계속해서 이 규약을 따라야 한다면 그녀는 새로운 직업을 찾을 마음의 준비를 해야 하는가?

고려와 반영

Jill은 자신의 환자 Lucy와 Don에게 취한 행동에 있어 그녀의 전문적인 지식과 조언을 통하여 상담하였다. Jill은 그녀가 Lucy와 Don의 치료에 취했던 접근법에 있어 학술적 근거가 충분하다고 자신하고 있다. 또한 Jill은 Bob에게 그녀의 주장을 충분히 설명하였지만 그는 동의하지 않았다. 물리치료사로서의 윤리적 의무에 대한 검토가 그녀의 다음 단계를 좌우한다.

윤리적 의사결정 과정을 거친 후, 어떤 조치를 제안할 것인가?

윤리적 의사결정 워크시트

사례: ______________________

영역 — Jack Glaser(1994)

개인	조직/기관	사회
환자/고객은 개인 간의 권리, 의무, 관계 및 행동에 중점을 둔다.	조직은 조직적 또는 제도적 목표를 촉진하는 구조 및 시스템에 중점을 둔다.	공익에 중점을 둔다.

영역: ______________________

이론적 해석: ______________________

____

개별 프로세스: — James Rest(1994, 1999)

도덕적 민감성	도덕적 판단	도덕적 동기	도덕적 용기	도덕성 (Hannah & Avolio, 2010)
윤리적 상황 인식, 해석 및 구성	옳고 그른 행동. 선택지 생성, 윤리적 원칙 선택 및 적용	다른 가치보다 윤리적 가치에 우선순위를 둠. 전문성은 윤리적 행동의 주요동기임	선택한 윤리적 행동 시행과 계획의 발전	도덕적 주인의식, 용기 및 자기 효능을 포함한 의사결정 포함

개별 프로세스: ______________________

이론적 해석: ______________________

____

상황 — Swisher et al. (2005) adapted from Kidder

쟁점/문제	딜레마	곤경	유혹	침묵
중요한 가치가 있음	두 가지 선택적인 행동 과정: 권리 vs 옳은 결정	옳은 행동은 알려져 있지만, 임상가 가 수행할 수 없음	옳고 그름 사이의 선택	가치가 도전받고 있지만, 이에 대해 말하는 사람은 없음

상황: ______________________

이론적 해석: ______________________

____

물리치료 보조원의 윤리적 원칙 및 윤리적 행동 기준(부록 A 및 B 참조)

물리치료사 윤리강령(원칙) 코드	이론적 해석	물리치료 보조원 윤리규범(기준)	이론적 해석

제안된 행동:

【사례 14】

가짜 역량

역량 및 한계 평가

대학교의 물리치료학과를 졸업하고 국가 물리치료사 시험에 통과한 사람들만이 물리치료사로서의 역할과 경험을 할 수 있다. 그러나 물리치료의 광범위한 업무 범위를 고려할 때, 물리치료사가 우리의 서비스를 필요로 하는 모든 사람들에게 도움이 된다는 것이 타당한 것일까?

8년차인 물리치료사 Anita는 개인 정형외과 병원에서 모든 연령대의 환자와 고객을 대상으로 물리치료사의 역할을 하고 있다. 병원 설립자이며, 소유주인 Carl은 20년간 업무 과정에서 병원을 믿을 수 있고 가치 있는 지역사회 자원으로 구축했다.

그러나 그는 한동안 직원들에게 이러한 관행이 합리적인 요금제도나 의료 분야와 관련된 변화에 대해 의미 있는 방법으로 대응할 필요가 있다고 말해 왔다. "환자와 고객기반을 넓힐 수 있는 방법을 모색해야 한다."고 그는 말했다.

어느 월요일 아침, 흥분한 Carl은 어떤 소식을 전하기 위해 Anita에게 다가간다. 주말 동안 그 지역의 지부에 속해 있는 물리치료사들이 모인 자리에서 Carl은 전시회를 개최한 보철외과 의사인 Rita를 만났다. 그들의 대화의 결말은 클리닉에 있는 그녀의 환자에 대해 곧 의족을 적용할 것이라는 내용이었다.

Anita는 Carl의 말에 고려는 하지만 Carl의 생각에 대해 공유하지는 않았다. 그녀는 Carl이 이러한 소식을 전하는 이유가 그녀가 보조기를 착용한 몇몇 환자들을 치료했기 때문이라고 추측했다. 하지만 그 치료는 9년 전 학교에 있는 동안 두 번째 임상 관련 실습이었다. 또한 Anita는 클리닉의 동료 중 의족을 착용한 환자나 고객의 치료를 경험한 사람이 없다는 것을 알고 있었다.

"여기에 의족이 필요한 환자와 그 환자에 대한 효과적인 치료를 할 수 있는 치료적 경험이나 근거를 가진 사람이 있다고 생각하십니까?" Anita가 묻는다. "내 말은, 내 경험은 한정적이고, 너무 오래 전의 일이라는 거야."

Carl을 미소를 지으며, "Anita, 그것은 자전거를 타는 것과 같아. 네가 환자와 만나게 되면 학교에서 경험했던 기억들이 돌아오고 어떻게 환자를 치료해야 할지 알 수 있을 거야." 그녀의 어깨를 쓰다듬으며 말했다. 그녀는 Carl의 말에 동의하지 않지만, 그의 말에 어떠한 불평도 할 수 없었다. 그녀는 보철술과 관련된 물리치료의 최신 문헌과 연구를 공부할 것이며, 논쟁은 추후로 연기할 것이다.

보철외과 의사로부터 온 환자 없이 몇 주가 지났다. Anita는 Carl과 의사 간의 대화가 계약이 아닌 의미 없는 대화이었기를 바랐다. 그녀는 보철과 관련하여 많은 공부를 해왔고, 그녀가 마지막으로 보조기 관련 환자들과 함께 일한 이후 거의 10년 동안 보조기 설계와 보조기를 착용한 환자들의 치료와 관련된 용어가 많이 변화했다는 것을 깨달았다. 그녀는 많은 공부가 필요하다고 생각했다.

하지만 그 날이 다가왔다. Anita는 58세인 Bill을 치료하게 되었다. Bill은 최근 당뇨 합병증으로 오른쪽 다리를 절단하게 되었다. 그는 친절하고 재활에 대해서도 긍정적인 태도를 보였지만, 그의 치료는 쉽지 않았다. Bill은 온전한 다리인 왼쪽 다리 또한 순환장애가 있었고, 모든 팔과 다리에 감각 소실을 보이고, 비만이며, 균형능력에 영향을 미치는 시력에도 문제를 가지고 있었다. Anita는 자신이 Bill을 검사실에서 대기실로 이동하는 것을 도와줄 수 없다는 것을 알아차리고 그에게 보행기(walker)를 주었다. 그는 의족으로 걷는 훈련을 안전하게 시작하기 전에 자신의 절단된 다리를 훨씬 더 안정적인 상태로 만들어야 할 것이다.

Bill의 의족이 익숙하지 않은 보조기의 형태이기 때문에, Anita가 가장 먼저 해야 할 일은 보철외과 의사인 Rita에게 전화하여 Bill의 의족 다리에 대한 많은 정보를 얻는 것이였다. Rita는 Anita와 Bill에게 의족 다리의 설계와 다음 물리치료 시간에서 적절한 사용법을 설명하기 위해 의족을 직접 수령할 것을 제안하였다. Anita는 Rita의 개입이 어떤 방식으로든 Anita의 치료 능력에 대한 Bill의 신뢰를 악화시키지 않기를 바라며, 그녀의 말에 동의하였다.

Anita는 걱정할 필요가 없었다. Bill은 그의 빠른 회복을 위해 2명의 물리치료사가 동시에 치료할 것이다. 그리고 의족을 안전하게 사용하기 위해 환자와 물리치료사가 알아야 할 모든 정보를 공유해준 Rita가 매우 도움이 되었다. 이 정보는 Anita의 고민을 더 증가시키기는 하였지만, 우선 Bill을 의족을 착용하고 서게 하는 것이 급선무였다. 하지만 클리닉에는 서 있는 자세를 유지하도록 도와주는 평행장비(parallel equipment)가 없었다. 또한 Bill의 낙상으로부터의 안전을 위하여 그가 치료실 안에 있는 대부분의 시간 동안 그의 곁에서 지켜봐야 된다고 생각했다. 그리고 이런 치료는 치료실의 담당 건수를 감안할 때 어려운 것은 아니다. Anita는 그녀의 치료실 환경이 이런 환자에게 도움이 되는 임상 전문성, 장비 또는 물리치료 계획에 필요한 좋은 환경은 아니라고 생각한다.

그날 늦게 Anita는 그녀의 걱정을 Carl과 상의하였다. 그는 그녀의 말을 끊지 않고 끝까지 들었다. 그녀는 그의 생각을 바꾸길 바랐다. 하지만 그녀의 말이 끝나자 그가 "우리는 물리치료사에요, Anita. 우리는 전문가이고 환자들의 문제를 해결해야 하는 치료사입니다. 나는 당신을 믿어요. 우리 클리닉(재활센터)은 새로운 치료를 해야 할 필요가 있어요. 그리고 나는 우리가 적절하게 팀을 꾸리고 있다고 생각해요. 이곳의 적은 환자 수는 새롭게 시작하기 좋은 환경이니까요."라고 말하였다.

재활센터장인 Carl은 자신의 입장을 확고히 말했다. 하지만 Anita는 모든 것이 잘 될 것이라는 센터장의 확신에 동의하지 못한 채 불안감을 감출 수가 없었다.

고려와 반영

Anita는 Bill을 효과적으로 치료할 수 있는지에 대한 자신의 능력에 의문을 표하면서, 도움을 받기 위하여 Rita에게 도움을 요청한다. Rita와의 만남은 Anita가 Bill의 치료를 위해 무엇을 해야 하는지, 그리고 치료를 위해 그녀가 필요로 하는 것이 무엇인지를 명확하게 정리하기 위해서이다. 그러나 Carl은 Bill의 치료를 위하여 클리닉(재활센터)의 구성이 적합하지 못한다는 Anita의 걱정에 동의하지 않았기 때문에, 그녀의 걱정은 더 심해졌다. 클리닉(재활센터)의 수익을 유지하고 개발하는 것이 재무상으로 중요하기는 하지만, 모든 물리치료사는 자신의 능력과 기술의 범위에 대해 비판적으로 접근하고 평가해야 하며, 모든 센터장은 시설 직원의 전문성과 전문지식을 비롯한 치료실 환경을 유사한 기준으로 평가해야 한다.

윤리적 의사결정 과정을 거친 후, 어떤 조치를 제안할 것인가?

윤리적 의사결정 워크시트

사례: ____________________

영역 Jack Glaser(1994)

개인	조직/기관	사회
환자/고객은 개인 간의 권리, 의무, 관계 및 행동에 중점을 둔다.	조직은 조직적 또는 제도적 목표를 촉진하는 구조 및 시스템에 중점을 둔다.	공익에 중점을 둔다.

영역: ____________________

이론적 해석: ____________________

____

개별 프로세스: James Rest(1994, 1999)

도덕적 민감성	도덕적 판단	도덕적 동기	도덕적 용기	도덕성 (Hannah & Avolio, 2010)
윤리적 상황 인식, 해석 및 구성	옳고 그른 행동. 선택지 생성, 윤리적 원칙 선택 및 적용	다른 가치보다 윤리적 가치에 우선순위를 둠. 전문성은 윤리적 행동의 주요동기임	선택한 윤리적 행동 시행과 계획의 발전	도덕적 주인의식, 용기 및 자기 효능을 포함한 의사결정 포함

개별 프로세스: ____________________

이론적 해석: ____________________

____

상황 Swisher et al. (2005) adapted from Kidder

쟁점/문제	딜레마	곤경	유혹	침묵
중요한 가치가 있음	두 가지 선택적인 행동 과정: 권리 vs 옳은 결정	옳은 행동은 알려져 있지만, 임상가가 수행할 수 없음	옳고 그름 사이의 선택	가치가 도전받고 있지만, 이에 대해 말하는 사람은 없음

상황: ____________________

이론적 해석: ____________________

____

물리치료 보조원의 윤리적 원칙 및 윤리적 행동 기준(부록 A 및 B 참조)

물리치료사 윤리강령(원칙) 코드	이론적 해석	물리치료 보조원 윤리규범(기준)	이론적 해석

제안된 행동:

【사례 15】

대단히 이해하기 어려운 언어

정확한 기술 보고를 통한 환자 보호

최고의 물리치료사와 물리치료 보조원은 배움과 연구를 멈추지 않는다. 이런 노력들이 환자에게 전달하는 가장 좋은 방법은 무엇일까? 다음 사례에서 이와 같은 경우를 볼 수 있다.

David는 Jonesville 센터에서 근무 중이며, 이 센터는 인근 3개 도시에 12개의 시설을 두고 있는 인정받는 물리치료센터이다. 그는 가끔 자신의 회사에 대해 과장되고 가식적으로 말하는 사람들로 인해 난처함을 표현하기는 하지만, David는 지난 몇 년 동안 자신이 운영하는 센터의 전문적인 직원들과 다른 훌륭한 지점에 대해 진심으로 자랑스러워하고 있다. 이러한 칭찬에 대해 그는 "우리가 '최고'라 함은 단순한 명칭이 아니라 약속입니다."라는 전형적인 반응을 보였다.

David는 특히 직원들의 지식과 기술을 증가시키기 위한 보수교육을 하는 것에 대해 자부심을 가지고 있다. 그는 Jonesville Center의 5명의 물리치료사 중 한 명으로 그들 모두 미국물리치료사협회의 지원을 받고 있다. 직원들은 매년 병원에서 지원하는 교육 예산을 사용하고, 자신의 비용으로 추가 과정을 수강하고 있다. Jonesville 센터에서 근무하는 직원들은 물리치료과를 졸업하였고, Jonesville 센터를 다니는 동안 물리치료박사(DPT)를 취득하였으며, 정형외과 임상전문 치료사로 인정받은 사람, 그리고 David를 포함한 한 명은 10년 이상의 전문 임상경험을 가지고 있다. 이 센터는 물리치료 보조원으로부터 림프부종 관리와 세 가지의 다른 물리치료 영역에서 인정받았다. 이러한 사실에도 David는 "우리는 '최고'라는 단어를 쉽게 사용하지 않는다."라고 말하였다.

우리는 일 년에 두 번의 주말을 정하여 모든 센터의 직원들이 한곳에 모여 사업에 관한 회의, 브레인스토밍 그리고 하루는 보수교육을 하였다. David는 항상 이러한 모임들이 동료들과 유대감을 가질 수 있는 좋은 기회로 최근 회사 소식을 들을 수 있는 시간이 된다고 생각하였다. 또한 이 중 가장 중요한 것은 보수교육과 치료에 대한 아이디어를 교환함으로써 새로운 것들을 배울 수 있는 시간을 가질 수 있다는 것이다. 그래서 그는 이번 행사를 위해 다른 지역으로 운전해서 가는 것을 매우 즐겁게 생각하였다. 이번 보수교육은 회사 선배가 교육을 진행하고, 교육의 주제는 MOVE(Movement Options and Victory through Exercise)였다.

David는 모든 교육과정을 이수하고 시험에 통과한 다음, 자격증을 받았다. 그는 새로운 것에 대해 보수교육을 하지 않을 경우에는 뭔가 유익한 치료방법이나 생각들을 항상 얻어간다. 이런 것들은 David가 생각하는 치료 방법들을 다른 시각에서 볼 수 있도록 제공해 줄 수 있거나, 그의 관심거리나 가설, 선행연구에 대한 논의거리를 제공해준다. David는 물리치료사나 물리치료 보조원이 수강할 수 있는 모든 교육과정이 도움이 된다고 믿고 있다. 비록 그와 다른 직원들은 그들의 보수교육 이수증(자격증)으로 벽을 도배할 수 있다고 농담을 하더라도 말이다.

그러나 다음 날, 상황은 예기치 못한 방향으로 흘러갔다. 회사 대표인 Paul은 회사 간부회의에서 재활팀에 대한 인사이동을 발표하였다.

인사이동의 이유는 Paul이 생각하고 있는 환자들의 불만을 보완하기 위한 것이었다. 회사의 분석 자료 결과에 의하면, Excellent Physical Therapy(우수 물리치료실)에 의한 수익이 하락하였고, 이는 다른 시설에서 더 훌륭하고 능력 있는 직원을 보유하고 있다는 환자들의 인식 때문일 수 있다고 지적하였다. Paul은 많은 물리치료센터의 광고에서 '경험'과 '치료'라는 단어를 사용하여 지압이나 고급 체육센터를 강조함으로써 환자 및 재활환자들을 끌어들이고 있다고 말하였다. "다른 방법이 필요합니다!"라고 Paul이 말하였다.

"잘 들어봐요.", "우리 모두는 우리가 하는 일과 우리가 제공하는 치료 서비스와 가치에 대해 자랑스러워합니다. 우리 경영진들은 당신들의 우수한 실력에 대해 어떤 잘못이 있다는 것은 아닙니다." David와 그의 동료들은 마치 "이걸 가지고 우리가 어디 가느냐?"라고 묻기라도 하는 것처럼 서로 바라보았다. 그리고 바로 답변하였다.

이후로, Paul은 모든 기업 광고에서 Excellent Physical Therapy의 물리치료사들을 '의사'와 '전문가'로 칭할 것이라고 발표했다. 보수교육 인증서는 모든 사이트에 게재할 것이며, 모든 물리치료사와 물리치료 보조원은 그들의 명함과 홈페이지에 그들의 업적을 표기할 것이다. 이번 주말에 하는 보수교육 코스인 'MOVE'의 이수도 포함될 것이다.

물리치료사가 "우리들 중 몇 명은 이름 뒤에 오는 경력에 의해 전쟁과 평화를 가지겠네요!" 또는 "희비가 교차하겠네요."라고 농담을 할 때 Paul은 이렇게 대답하였다. "나는 많은 환자들이 그 경력이 무엇을 의미하는지 알지 못하더라도 그것을 보고 당신의 능력을 믿고 안심할 수 있다고 생각합니다."

물리치료사는 또 다른 지적에 대해 "당신의 말에 핑계를 대는 것은 아니지만, Paul, 여기 있는 모든 물리치료사가 의사는 아닙니다."라고 말하였다.

"걱정할 것 없어요!" Paul은 미소를 지으며 슬쩍 자리를 피했다. "사실은 우리 물리치료사 중 60%가 물리치료의사(물리치료 박사)이고, 우리들 중 몇몇 선생님들께서는 물리치료의사의 과정이 아닌 오래 전에 일반 물리치료의 과정을 거쳤지만, 물리치료 실력을 바탕으로 볼 때 그들은 매우 숙련된 전문가들입니다. 학교를 일찍 다닌 것이 죄는 아니잖아요!" 그는 웃으며 인정하였다. "하지만, 보세요. 우리 모두는 아주 높은 수준에서 치료를 합니다. 그런 부분을 환자들에게 전달해야 되는 겁니다. 우리는 모두 여러 방면에서 우수한 선생님들이고, 모두 우리의 지속적인 교육에 대한 결과물입니다."

월요일 아침 일찍 Jonesville 센터로 돌아온 David는 직원들 앞에 서서 주말에 있었던 일에 대해 토론하였다. 몇몇 사람들은 이 일에 대해 걱정하고 있었다. 그는 "Paul이 나에게 말한 마케팅 방법에 대해 의구심이 들었어요. 그것은 잘못된 마케팅 방법이며, 비윤리적이고 불법이라 생각합니다. 자, 그럼 모두 함께 이야기해봅시다. 우리가 그것에 대해 무엇을 할 수 있고, 어떻게 제안할지 생각해봅시다. 나는 이 방에 있는 모든 사람들이 훌륭한 물리치료 서비스를 제공한다고 확신합니다. 하지만 만약 우리가 이런 방침에 대해 불만을 하고 대항한다면, 우리는 물리치료사, 물리치료 보조원으로서 실직의 위험에 빠지게 될 겁니다. 그래서 저는 처음부터 다시 토론을 했으면 합니다."

고려와 반영

물리치료사를 위한 윤리강령과 물리치료 보조원을 위한 윤리행동 표준은 실무자에게 환자, 고객 및 보호자와의 관계에서 '진실을 증명'하도록 지시한다. 또한 많은 지역에서 규정 지정자(물리치료사 또는 물리치료 보조원)의 업적을 표기하는 것을 제한하고 있으며, 일부 지역에서는 고객들이 그에 대한 의미를 이해할 수 있도록 충분한 설명을 해야 한다고 요구한다.

윤리적 의사결정 과정을 거친 후, 어떤 조치를 제안할 것인가?

윤리적 의사결정 워크시트

사례: ___

영역 Jack Glaser(1994)

개인	조직/기관	사회
환자/고객은 개인 간의 권리, 의무, 관계 및 행동에 중점을 둔다.	조직은 조직적 또는 제도적 목표를 촉진하는 구조 및 시스템에 중점을 둔다.	공익에 중점을 둔다.

영역: ___

이론적 해석: ___

___

개별 프로세스: James Rest(1994, 1999)

도덕적 민감성	도덕적 판단	도덕적 동기	도덕적 용기	도덕성 (Hannah & Avolio, 2010)
윤리적 상황 인식, 해석 및 구성	옳고 그른 행동. 선택지 생성, 윤리적 원칙 선택 및 적용	다른 가치보다 윤리적 가치에 우선순위를 둠. 전문성은 윤리적 행동의 주요동기임	선택한 윤리적 행동 시행과 계획의 발전	도덕적 주인의식, 용기 및 자기 효능을 포함한 의사결정 포함

개별 프로세스: ___

이론적 해석: ___

___

상황 Swisher et al. (2005) adapted from Kidder

쟁점/문제	딜레마	곤경	유혹	침묵
중요한 가치가 있음	두 가지 선택적인 행동 과정: 권리 vs 옳은 결정	옳은 행동은 알려져 있지만, 임상가가 수행할 수 없음	옳고 그름 사이의 선택	가치가 도전받고 있지만, 이에 대해 말하는 사람은 없음

상황: ___

이론적 해석: ___

___

물리치료 보조원의 윤리적 원칙 및 윤리적 행동 기준(부록 A 및 B 참조)

물리치료사 윤리강령(원칙) 코드	이론적 해석	물리치료 보조원 윤리규범(기준)	이론적 해석

제안된 행동:

CHAPTER 13

전문적 자기 규제

전문가에게는 스스로 모니터링할 권한이 부여된다. 이는 환자의 관리에 포함된 의무와 책임을 안전하고 효율적으로 관리하는 것이다. 자체 모니터링은 규제 당국의 책임일 뿐만 아니라 모든 면허소지자가 가지고 있는 의무이다. 대부분의 물리치료법은 '보고해야 할 의무'를 가지고 있다. 또한 우리의 윤리강령은 자율적으로 규제를 위한 조건을 5D 및 5E 원칙에서 다루며, 이는 손상을 입은 환자들을 돕고 환자 관리에 영향을 미친다. 또한 필요한 경우, 당국과 연락할 수도 있다. 그러나 왜 면허소유자들이 실제로 이 특별한 의무를 실행하기가 어려운가? 동료를 고발하는 것은 어려운 일이다. 우리는 어릴 때부터 고자질하지 말라고 배우기도 했지만, 어린 시절의 이해관계는 성인이 되어 직면하는 환자의 웰빙에 초점을 두는 이해관계보다 덜 복잡하다. 신고 방법은 한 가지 특정한 방식으로만 제한되지 않는다. 법은 근본 원인을 판단하기 위해 평가되어야 하며, 따라서 행동을 관찰하는 것이 문제를 해결하는 가장 좋은 방법을 결정할 수 있다. 기술이 부족한 물리치료사 또는 물리치료 보조원은 약물 남용이나 인식에 문제가 있는 한 임상의와는 다른 견해를 보일 수 있다. 자율 규제가 중요한 몇 가지 이유가 있다. 이러한 개념의 기원은 신뢰에 기반한다. 기본 윤리원칙에 기반한 우리의 행동은 환자를 존중하며, 우리는 우리의 지식을 환자를 위해 유익하게 사용할 것을 약속한다. 또한 우리의 환자들을 해치지 않을 것을 약속한다. 우리는 그들이 우리에게 의존할 수 있도록 하고, 정직하고, 모든 환자들을 공정하게 대한다. 이 관계는 신뢰에 의해 구축되고 지속된다. "규칙을 준수하라"를 부정해 온 실무자들과 마주쳤을 때 우리는 명심해야 한다.

이 장에서 제시된 각 사례는 보고의무에 대해 서로 다른 방식으로 설명한다.

【사례】

당신은 누구인가? 사례보고에 대한 책임

근거는? 책임 초과

직원 행동 교육 잘못된 관행 멈추기

【사례 16】

당신은 누구인가?

사례보고에 대한 책임

물리치료사는 환자뿐만 아니라 가족과도 신뢰에 기반을 둔 개인적인 관계가 필요하다.

Sarah는 물리치료사이다. 그녀는 소아병동 외래환자를 담당하고 있으며, 환자와 그 가족들을 알아가는 것을 매우 좋아한다. 그녀는 초기 치료를 담당하고 있는데, 아동 가정돌봄 프로그램과 미취학 아동들과 중학생이 함께하는 프로그램도 포함되어 있다. 그녀는 자신이 어떤 연령대 아이를 가장 선호하는지 결정하기는 어려웠지만, 어떤 아동과 치료를 하느냐에 상관없이 예측불가한 일들을 처리하는 법을 배워나갔다. 그녀가 가장 큰 도전을 하게 만든 아이들 중 한 명은 8세 소년 Mikey였는데, 무척 수줍어하는 성격으로 치료 첫 몇 달 동안은 심지어 한 마디도 하지 않았다. 그 아이는 최근 타지에서 이사를 와 다소 우울해보였다. 그는 할머니 손에 이끌려 치료를 받는 상황까지 이르렀다. Mikey는 협조적이었지만, 최소한의 관심도 없었을 뿐더러 집에서도 이런 상태가 계속됐다. Sarah는 소년에게 어머니가 없다는 사실을 알고 있었지만, 어머니가 없는 상황에 대해 숨기려 하지는 않았다. Sarah는 Mikey의 관심을 끌려고 온갖 노력을 했지만, 그는 분명 행복해보이지 않았다. 그러던 어느 날 오후, 갑자기 Mikey가 사무실을 찾아왔다. Mikey는 전혀 다른 아이처럼 보였고, Sarah가 할머니에게 인사를 하러 나갔을 때, 그녀의 눈 앞에는 할머니와 닮은 젊은 여성이 있었다. 그 여성은 분명 소년의 어머니였다. Mikey는 자신이 하고 있는 일들을 어머니에게 보여주고 싶어 안달 난 채로 Sarah가 부탁하는 어떤 활동에도 기꺼이 참여했다. 치료가 끝나고 Sarah는 집으로 그들을 초대했지만, Mikey의 어머니는 매우 개인적인 것처럼 보였고 자신의 소재를 밝히는 것에 무척 비밀스러워 보였다. Mikey 역시 별로 아는 것이 없는 것 같았다. Mikey는 단지 어머니가 집에 돌아와 행복했고, 완전히 변한 아이처럼 보였다. 또한 Mikey는 Sarah의 가장 열정적인 환자가 되었고, 기꺼이 새로운 것을 시도하고 발전해나갔다. 심지어 Mikey는 학교에서도 몇몇 친구들을 사귄 것 같았다.

Sarah는 가장 좋아하는 TV쇼에서 알게 된 사실에 대해 어떻게 해야 할지 고민을 해야 했다. 해당 쇼는 지역의 사건들을 방송하고 지역사회를 참여시켜 경찰이 미쳐 찾을 수 없었던 영장이 발부된 사람들을 찾거나 법적 조치가 필요한 사람들을 찾아 식별할 수 있도록 지원하는 프로그램이었다. 여기에서 Mikey의 엄마를 보게 된 Sarah의 충격은 상상할 수 없을 정도였다. 방송에 등장한 여성의 성은 Mikey와 달랐지만 분명히 Mikey의 엄마였다. 그건 분명 그녀였고, 그녀는 Mikey가 이사 온 마을에서 마지막으로 목격되었다. Sarah에게 그 즉시 떠오른 생각은 어떻게 오늘 방송만 건너뛰고 안 본 척할 수 있는지에 대한 것이었다. 이제 Sarah는 그 사실을 알게 되었으므로 보고할 의무를 갖게 된 것이다.

Sarah가 아는 것은 무엇인가? 그녀는 그날 밤 잠을 이룰 수 없었고, 이튿날 Mikey와 함께 치료를 시작하려고 했을 때 집중할 수 없다는 사실을 깨달았다. 그녀는 곰곰이 생각했다. 그녀의 환자는 그녀의 첫 번째 책임이 아닌 것인가? 그녀는 그에 대한 정보를 누설할 수 없었다. 그건 HIPAA(건강정보관련법률) 위반이 될 것이다. 그녀에게 소년은 유일하고 가장 중요한 책임이기 때문에 그녀는 아이가 받을 영향을 감안하여 법률집행기관에 신고하지 않을 것을 합리화할 수 있었다. 그녀는 그 논쟁의 온당함을 확신할 수 있었지만, 여기에는 무엇이 더 있을 것이라고 생각할 수밖에 없었다. 그리고 Mikey의 행복이 매우 중요하지만, 시민으로서 또한 물리치료사로서 그의 행복을 지키는 것만이 유일한 책임인 것인가?

고려와 반영

Sarah는 자신이 맡은 책임은 환자라고 판단했지만, 시민으로서의 의무와 책임을 이행해야 하는지 결정해야 했다. 그녀는 Mikey 엄마의 행방을 보고하는 동안, 어떤 개인건강정보(Protected Health Infomation, PHI)도 누설할 필요가 없다는 것을 깨달았다. 그리고 그녀는 Mikey가 엄마의 구금을 목격하지 않도록 하기 위해 사법기관이 사무실에 오지 않게끔 요청할 수 있었다. 그러한 깨달음이 그녀가 걱정했던 모든 문제를 해결하지는 못했지만, 그녀에게 더욱 명확한 핵심을 깨닫게 해주었다. 이것은 물리치료사, 환자, 가족 간의 신뢰 및 지역사회의 일원으로서 물리치료사의 진실성을 포함해야 하는 복잡한 상황이다. Sarah는 Mikey 엄마의 법적 혐의에 대한 범위를 알지 못했지만, 범죄 방지 프로그램에서 그녀를 다룰 정도의 범죄라면 단순히 몇 개의 주차 위반 딱지는 아닐 것이라고 확신했다. 그녀는 시민으로서 자신의 책임을 인지하고 있고, 물리치료사로서의 책임도 알고 있었다. 그녀가 확신할 수 없는 것은 어떻게 서로 상충하는 의무라고 느껴지는 것을 조화롭게 만들 수 있느냐 하는 것이었다.

윤리적 의사결정 과정을 거친 후, 어떤 조치를 제안할 것인가?

윤리적 의사결정 워크시트

사례: ______________________________

영역 Jack Glaser(1994)

개인	조직/기관	사회
환자/고객은 개인 간의 권리, 의무, 관계 및 행동에 중점을 둔다.	조직은 조직적 또는 제도적 목표를 촉진하는 구조 및 시스템에 중점을 둔다.	공익에 중점을 둔다.

영역: ______________________________

이론적 해석: ______________________________

____

개별 프로세스: James Rest(1994, 1999)

도덕적 민감성	도덕적 판단	도덕적 동기	도덕적 용기	도덕성 (Hannah & Avolio, 2010)
윤리적 상황 인식, 해석 및 구성	옳고 그른 행동. 선택지 생성, 윤리적 원칙 선택 및 적용	다른 가치보다 윤리적 가치에 우선순위를 둠. 전문성은 윤리적 행동의 주요동기임	선택한 윤리적 행동 시행과 계획의 발전	도덕적 주인의식, 용기 및 자기 효능을 포함한 의사결정 포함

개별 프로세스: ______________________________

이론적 해석: ______________________________

____

상황 Swisher et al. (2005) adapted from Kidder

쟁점/문제	딜레마	곤경	유혹	침묵
중요한 가치가 있음	두 가지 선택적인 행동 과정: 권리 vs 옳은 결정	옳은 행동은 알려져 있지만, 임상가가 수행할 수 없음	옳고 그름 사이의 선택	가치가 도전받고 있지만, 이에 대해 말하는 사람은 없음

상황: ______________________________

이론적 해석: ______________________________

____

물리치료 보조원의 윤리적 원칙 및 윤리적 행동 기준(부록 A 및 B 참조)

물리치료사 윤리강령(원칙) 코드	이론적 해석	물리치료 보조원 윤리규범(기준)	이론적 해석

제안된 행동:

【사례 17】

근거는?

책임 초과

'법조 윤리'는 윤리적으로 무엇을 수반하는가? 그것은 전문적인 행동의 모든 측면과 모든 환자 및 고객이 안전하고 효과적인 치료를 받게끔 하는 의무를 포괄하는 광범위한 용어이다. 다음 사례를 살펴보자.

다양한 실습 환경에서 총 8년의 경력을 가진 물리치료사 Lance는 Brunswick 종합 돌봄 커뮤니티 물리치료 서비스의 책임자로 지명되었을 때 꿈을 이루었다고 생각했다. 한때 요양원은 최근 몇 년 동안 대표가 새롭게 바뀌면서 대대적인 리모델링을 거쳐 현대식으로 탈바꿈하였다. 그것은 공동 관리 하에 독립적으로 지원을 받는 생활, 간호, 기억력 관리 등 일련의 생활을 입소자들에게 제공한다. Lance는 7명의 물리치료사와 3명의 물리치료 보조원으로 구성된 팀을 이끌고 있으며, 그중 일부는 1985년 Brunswick 설립 이후 고용됐다. 시설로는 6인용 아급성 환자실(급성과 만성 중간), 외래환자실, 30인용 전문요양실, 10인용 기억치료 관리실 등으로 이루어져 있다. Lance의 전임자인 Ray는 불확실한 상황으로 인해 떠났다. Ray는 과도기 동안 Lance에게 무척 친절했으며, 많은 도움을 주었다. 그리고 그의 가족들과 연로하신 처가식구들과 가까이 살기 위해 이사했다고 말하였다. 그러나 Lance는 1998년부터 Brunswick에서 근무했던 Ray가 서비스 확장에 적응하는 것을 어려워했고, 기존 시설과 인접한 새로운 건물 착공 계획에 대한 불안감을 느끼고 있었음을 경영진으로부터 전해 들었다. Lance는 Ray의 이러한 상황이 그저 상호 간의 결정이었다고 믿었지만, 아마도 그는 해고됐을 것이다.

Lance는 발전적인 선배 물리치료사들에 의해 자신의 예전 직업들에 대한 조언을 받아왔다. 또한 그는 노인병학 및 실습 관리의 최근 발전에 대한 다양한 전문 개발 과정도 수강했으며, Brunswick에서 실행될 종합 전문 개발 프로그램을 위한 아이디어를 수집하고 있다. 직원들과 입소자들, 시설에 대해 알기 위해 첫 달을 보낸 후, Lance는 자신의 계획을 공유할 준비가 되었다고 생각했다. 월요일 오전 직원 회의에서 Lance는 최신 근거중심 진료의 중요성에 대해 열변을 토했다. Lance는 직원들이 교대로 관련 연구에 대해 토론하는 주간 '저널 클럽'에 대한 계획을 세우고, 그들이 최근 전문 개발 과정에서 배운 내용을 공유하는 월 단위 근무 계획도 세웠다. 그는 "우리 모두는 함께 배우고, 우리의 입소자들은 모두 그 혜택을 누릴 것"이라고 외쳤다. 일부 직원들은 이러한 계획들을 듣고 크게 흥분한 모습이었지만, 전반적으로 첫 반응은 조용했다. 하지만 Lance는 낙담하지 않았다. 그는 전임자가 교과목을 강조하지 않았던 환경이 계속된 것은 이 지역에서는 매우 미미했으며, 직원들이 이러한 업무를 리드하고 연구와 발전에 대해 토론하는 일에 익숙하지 않다는 사실을 이미 알고 있었다.

Lance는 직원 각자에게 주간 클럽 리더십에 등록하고, 유인물에 나와 있는 목록을 보고 관심 있는 강좌를 표시해 줄 것을 요청했다. 이러한 활동은 "난 이러한 주제에 대한 이야기를 빨리 하고 싶었다."고 자원한 일부 직원과 함께 시작되었다. 그리고 나머지 직원은 "나는 우리 토론에 적합할 것 같은 연구에 대해 읽어 봤다."라고 말하기도 하였다. 얼마 지나지 않아, 모든 사람들이 Lance의 교육 프로그램을 도입했다. 물리치료사 Sid는 침묵하면서 토론에 대해 무척 지루해하는 표정이었다. Sid는 기존 Brunswick의 직원이었고 분명 편중된 방식을 선호했기 때문에 Lance는 조치없이 넘어가기로 결정했다. 프로그램이 시작되고 집단학습 환경이 조성되면 Sid가 나아질 것이라고 Lance는 생각했다.

그러나 다음 달이 되자, 그런 낙관적인 생각은 할 수 없었다. 사실 Sid는 저녁 클럽과 봉사 모임 동안 소외된 채 혼자 앉아 있었을 뿐만 아니라, 그의 행동은 Lance가 Sid의 업무 중 몇 가지 마음에 들지 않는 부분을 조사하고 밝히도록 만들었다. 기록에 적힌 것을 보면, Sid는 지속적으로 직원들 중 가장 적은 출석률을 보였고, 약속도 취소했으며 더 충격적인 것은 환자의 상황과 관계없이 거의 동일한 진료를 하고 환자들을 개선시키지 못하고 있는 실정이었다.

Lance는 Sid와 마찬가지로 Brunswick의 초기 물리치료사 중 한 명이었던 Tommy에게 관리 차원에서 동료의 태도에 대한 평가를 물었다. "내가 하고 싶은 말은…."이라며 대화를 시작했다. "내 철학은 배움을 멈추지 않는 것이고, 반면에 Sid는 원래 하던 방식을 유지하는 것, 더불어 가능한 적게 일하는 것"이라고 말했다.

Lance는 Tommy의 대답에 당황했다. 그는 무엇이 자신을 화나게 하는 것인지 확신할 수 없었다. 수준 이하의 환자 진료 행태와 전문성을 발전시키는 것에 대한 관심 부족 또는 Sid의 행동이 동료들에 의해 널리 인정받고 있으며 용인되고 있다는 것이다. 분명 Lance는 이런 문제를 다루는 것은 물리치료사의 책임이라고 여긴다.

고려와 반영

Lance는 아무것도 하지 않는 것은 선택이 아니라고 정확히 결론 내렸다. 그는 Sid를 즉시 해고할 수 있었다. 아니면 Sid가 개선 조치에 익숙한 상태라면, Lance는 그가 안전하고 효과적인 방식으로 진료하는 쪽으로 그의 행동과 마음을 바꾸는데 요구하는 지침의 방향과 설정을 받아들인다는 사실을 알 수 있었다. 혁신이 없다면 그것은 끝을 의미한다는 것을 이해하면서 말이다. 또한 Lance는 수준 이하의 성과에 대한 무관용 정책을 분명히 할 수 있고, 기밀 보고를 위한 지침 역시 마련할 수 있다.

Lance는 새로운 직장에서 도전에 직면할 것을 알고 있었지만, 소유권이 보장된 베테랑 직원들이 있기 때문에 그는 그렇게 즉각적이고 불확실한 리더십 테스트를 예상하지 못했다.

윤리적 의사결정 과정을 거친 후, 어떤 조치를 제안할 것인가?

윤리적 의사결정 워크시트

사례: ____________________

영역 Jack Glaser(1994)

개인	조직/기관	사회
환자/고객은 개인 간의 권리, 의무, 관계 및 행동에 중점을 둔다.	조직은 조직적 또는 제도적 목표를 촉진하는 구조 및 시스템에 중점을 둔다.	공익에 중점을 둔다.

영역: ____________________

이론적 해석: ____________________

____

개별 프로세스: James Rest(1994, 1999)

도덕적 민감성	도덕적 판단	도덕적 동기	도덕적 용기	도덕성 (Hannah & Avolio, 2010)
윤리적 상황 인식, 해석 및 구성	옳고 그른 행동. 선택지 생성, 윤리적 원칙 선택 및 적용	다른 가치보다 윤리적 가치에 우선순위를 둠. 전문성은 윤리적 행동의 주요동기임	선택한 윤리적 행동 시행과 계획의 발전	도덕적 주인의식, 용기 및 자기 효능을 포함한 의사결정 포함

개별 프로세스: ____________________

이론적 해석: ____________________

____

상황 Swisher et al. (2005) adapted from Kidder

쟁점/문제	딜레마	곤경	유혹	침묵
중요한 가치가 있음	두 가지 선택적인 행동 과정: 권리 vs 옳은 결정	옳은 행동은 알려져 있지만, 임상가가 수행할 수 없음	옳고 그름 사이의 선택	가치가 도전받고 있지만, 이에 대해 말하는 사람은 없음

상황: ____________________

이론적 해석: ____________________

____

물리치료 보조원의 윤리적 원칙 및 윤리적 행동 기준(부록 A 및 B 참조)

물리치료사 윤리강령(원칙) 코드	이론적 해석	물리치료 보조원 윤리규범(기준)	이론적 해석

제안된 행동:

【사례 18】

직원 행동 교육

잘못된 관행 멈추기

직원의 행동과 관련된 경고에 대해 조치를 취하지 않는 것은 현명하지 못할 뿐만 아니라 비윤리적일 뿐만 아니라 사회적 파장이 클 수도 있다. 다음의 사례를 살펴보자.

Sarah는 뉴욕 주 북부에 있는 Prime Time Therapy Services에서 오랜 시간 근무한 실장이고, Carol은 근무한지 3주째이다. 어느 날 늦은 아침, Carol은 신문을 들고 Sarah의 사무실로 들어섰다. 그녀는 문을 닫고 Sarah가 어느 개인병원에서 13세 외래환자를 성추행한 혐의로 기소된 물리치료사의 체포 소식을 읽었거나 들었는지 묻는다.

Carol은 "우리 직업에 종사하는 사람들이 그렇게 끔찍한 방법으로 대중의 신뢰를 위반하는 것은 상상할 수 없다."고 말했다.

"불행하게도, 모든 계층에 포식자가 있다." Sarah가 대답하였다. "하지만 네 말이 맞아…. 사실이라면 충격적이야."

Carol은 최근에 면허를 취득한 캘리포니아의 한 대학 졸업생으로, "궁금해요. 이 지역에서 오랫동안 근무를 했으니, 이 물리치료사와 마주친 적이 있나요?"라고 묻는다. 그녀는 신문에서 Sarah가 알아보지 못하는 이름을 읽는다. 기사에는 피소된 물리치료사의 사진은 없다.

그러나 몇 시간 후 그녀는 신문기사에 기재된 중간 이름의 약자를 보고 그가 떠올랐다. 그는 5년 전 잠시 같이 근무를 했었다. 그녀는 그의 모습을 머릿속에 떠올릴 수 있지만 상상할 수는 없었다.

근무가 마칠 때 쯤 그녀는 물리치료사인 Tim을 찾아 "옛날"을 회상하였다. Tim은 Sarah의 흐릿한 기억력에 놀랐다. "내가 그가 12살 못되는 환자에 관해 이야기한 거 기억 못해요?" 그가 물었다. 그는 당연히 부인했고, 내가 말을 잘못 꺼냈다고 마무리했다. 어린 여자애가 매트에서 운동을 하는 동안 사진을 찍는 것 같고 내가 방에 들어갔을 때 그 남자가 놀라는 눈치였어요. 그가 핸드폰을 주머니에 쑤셔넣고 방 안으로 들어와서는 잔뜩 긴장한 표정이었어요. 그때 선생님께 이야기도 전해드렸는데, 그때는 언제였을까….

"어머나, 그래!" Sarah가 회상하기 시작하였다. "그 사건들에 대해 그와 이야기를 해 봤는데, 그의 대답이 수상했어요. 나 자신도 용의자의 행동을 본 적이 없지만, 의혹을 가진 사람이 당신만은 아니였으니, 그는 말솜씨가 좋았어요. 그가 여기 온지 4개월밖에 되지 않았을 때 그만뒀어요. 나는 그저 '좋은 수수께끼'라고 생각했어요."

"사실 병원에서 그에 대한 추천서를 요구했었어요." 그녀가 답했다. "나는 그의 장점이라고 생각했던 것에 대해 사실적이지만 확실하지 않은 사실을 언급하기는 좀 그랬어요. 그가 바로 취업을 했는지 잘 모르겠지만 아마 다른 병원으로 갔을 거예요."

Tim과 Sarah는 동시에 이 사건의 진로를 바꿀 수도 있지 않았을까 하는 불편한 침묵이 흘렀다. "내가 무엇을 다르게 할 수 있었을까?"라고 그녀는 말했다. 그녀의 부정에 대한 죄책감을 느끼면서 스스로에게 묻는다. "내가 정말 사람들의 의혹의 진상을 규명하려고 했더라면? 만약 내가 그 남자를 해고했다면? 그것이 어떤 영향을 미쳤을까? 심증은 있으나 물증이 없었음에도 신고를 했어야 했을까? 그 상황에서 나의 윤리적인 의무는 무엇인가?

Tim은 퇴근길에 코트를 입으면서 당신은 그 사람에 대해 잘 알지 못했고, 일이 그렇게 될지 모르지 않았냐고 위로하지만, Sarah는 대답하였다.

"아니, 나는 그러지 말았어야 했어."

고려와 반영

앞의 사례에서 언급된 물리치료사는 아동 성추행 혐의로 기소되었다. 그 남성은 적어도 세 곳 이상의 직장에서 근무했다. 만약 다른 감독관들이 Sarah에게 보고된 것과 유사한 문제를 알게 됐다면, 그들이 결정적인 행동을 취했다면, 집단의 수동적 성향이 환자 진료에 큰 영향을 미칠 수 있을까? 억울한 상황에 처한 실무자들은 모든 직업군에 있을 수 있다. 당신이 신경쓰고 있는 직원에 대한 질문을 받았을 때, 근거가 충분한 의혹을 보고하고, 정직하고 진실한 태도를 유지할 수 있도록 이를 보호하기 위한 안전장치가가 마련되어 있다. 문제를 다른 기관에 넘기는 것은 부적절한 행동의 더 넓은 그물을 위험이 있다.

윤리적 의사결정 과정을 거친 후, 어떤 조치를 제안할 것인가?

윤리적 의사결정 워크시트

사례: ____________________

영역 Jack Glaser(1994)

개인	조직/기관	사회
환자/고객은 개인 간의 권리, 의무, 관계 및 행동에 중점을 둔다.	조직은 조직적 또는 제도적 목표를 촉진하는 구조 및 시스템에 중점을 둔다.	공익에 중점을 둔다.

영역: ____________________

이론적 해석: ____________________

____

개별 프로세스: James Rest(1994, 1999)

도덕적 민감성	도덕적 판단	도덕적 동기	도덕적 용기	도덕성 (Hannah & Avolio, 2010)
윤리적 상황 인식, 해석 및 구성	옳고 그른 행동. 선택지 생성, 윤리적 원칙 선택 및 적용	다른 가치보다 윤리적 가치에 우선순위를 둠. 전문성은 윤리적 행동의 주요동기임	선택한 윤리적 행동 시행과 계획의 발전	도덕적 주인의식, 용기 및 자기 효능을 포함한 의사결정 포함

개별 프로세스: ____________________

이론적 해석: ____________________

____

상황 Swisher et al. (2005) adapted from Kidder

쟁점/문제	딜레마	곤경	유혹	침묵
중요한 가치가 있음	두 가지 선택적인 행동 과정: 권리 vs 옳은 결정	옳은 행동은 알려져있지만, 임상가가 수행할 수 없음	옳고 그름 사이의 선택	가치가 도전받고 있지만, 이에 대해 말하는 사람은 없음

상황: ____________________

이론적 해석: ____________________

____

물리치료 보조원의 윤리적 원칙 및 윤리적 행동 기준(부록 A 및 B 참조)

물리치료사 윤리강령(원칙) 코드	이론적 해석	물리치료 보조원 윤리규범(기준)	이론적 해석

제안된 행동:

CHAPTER 14

관리

물리치료사와 물리치료 보조원은 다양한 관리 상황에 놓이게 되어 있다. 모든 관리 유형에서 가장 중요한 공통점은 책임의 포기(abdication)가 결코 위임(delegation)을 의미하지는 않는다는 것을 이해하는 것이다. 면허가 있는 전문가들은 그에 해당하는 권리를 부여받으며, 전문가의 책임과 관련된 의무가 요구된다. 물리치료사는 타인에 의해 규제될 수도 있지만, 그들은 환자들에게 혜택을 주는 의사결정에서는 전문적인 자율성을 유지해야 한다. 모든 물리치료사들은 물리치료사와 물리치료 보조원뿐만 아니라, 사무원과 사무보조원들을 고용하는 환경에서 일할 때도 관리 책임이 있다. 또한 물리치료사가 학생을 관리할 기회가 있다면, 또 다른 수준의 관리를 하게 된다. 예를 들어, 행정 업무를 담당하는 관리자와 임상 업무를 담당하는 관리자 같은 다방면의 관리자 모두에게 동시에 해결책을 제시해야 할 때의 관리는 매우 복잡해질 수 있다.

의사소통은 관리자 – 관리받는 자의 좋은 관계를 위한 열쇠이다. 효과적인 관리자는 성과에 대한 기대를 명확히 제시하고 규칙을 공정하고 일관되게 적용한다. 모든 직원이 직책과 관계없이 조직에 대한 그들의 기여도를 존중받고 대우받는 지원환경을 개발하고 유지하는 것은 관리자의 책임이다.

【사례】

장거리 관리 부적합한 관리

관리 수정 관리 갈등

PRN 물리치료사 또는 물리치료 보조원 관리 거부

【사례 19】

장거리 관리

부적합한 관리

물리치료사가 임상 면허를 부여받을 때 법률상 일정한 권리를 부여받지만, 일정한 책임도 함께 따른다. 치료사는 자신이 일하는 지역*의 의료법에 대해 모든 지시사항을 숙지하고 준수해야 한다. 그렇게 하지 않는다면, 불법이자 비윤리적 행위로 간주된다.

Sandra는 2년간 물리치료 보조원으로 일했다. 그녀의 첫 번째 직장은 그녀의 친구가 일하고 있는 외래진료소였다. 하지만 그녀는 항상 전문요양시설(skilled nursing facility, SNF)에서 일하기를 원했다. 여러 주(state)의 전문요양시설을 소유한 대기업에 입사할 기회가 생길 때마다 그녀는 입사를 희망했다. 그것이 그녀가 노인들을 위해 봉사하고 싶어 하고 급여와 복리후생이 이전 직장보다 더 낫다는 점에서 알맞는 자리라고 여겨졌다. 그리고 만약 그녀가 원한다면 같은 회사 내에서 이동이 가능하다는 점을 그녀는 잘 알고 있었다.

실제로 고용 조건 중 하나는 Sandra가 현재 출근하고 있는 시설에서 면허를 취득하면 필요에 따라 전문요양시설이 있는 옆 주(state)로 흔쾌히 출근이 가능하다는 것이다. 타 지역의 또 다른 시설이 집에서 차로 불과 15분 거리에 있으므로 이 사항에 그녀는 주저 없이 동의하였다.

Sandra는 오리엔테이션 후 첫 몇 달간은 고향의 작은 아급성 시설에 배정되었다. 그녀를 지도하는 물리치료사 Lori와 빠르게 강한 근무 관계를 형성하였다. Lori는 훌륭하고 힘이 되는 선임자이며, Sandra는 그녀

* 미국의 경우 State에 따라 의료법이 상이함.

의 지도로 점차 성장해 갔다. 그들이 함께 시간을 보낸지 약 4개월 후, Lori는 Sandra에게 다음 주에 인근 전문요양시설에서 직원의 휴가로 인해 Sandra가 필요할 것이라고 말하였다. 이 소식은 Sandra를 약간 불안하게 만들었지만, Lori는 Sandra가 몇 달 동안 업무량을 모두 잘 소화해냈다는 점을 상기시켰다. "당신은 잘할 거에요! 그리고 당신은 이미 Tina를 알고 있어요."

Sandra는 다른 시설에서 그녀를 지도할 물리치료사인 Tina를 잘 알지는 못하지만, 지역회의에서 Tina와 몇 번 만나보고 그녀가 친근하고 박식하다는 것을 알고 있었다. Tina는 Sandra를 환영하였으며, Mike와 Mabel은 Sandra의 소개를 도와주었다. 첫날은 순조롭게 진행되었다. 하지만 늦은 오후 Tina는 Sandra에게 말하였다. "거봐요, 당신은 이곳이 딱 맞아요! 나는 나의 부재 동안 걱정하지 않아도 될 것 같아요."

"떠난다고요?" Sandra가 갑자기 걱정하고 혼란스러워하며 물었다.

"남편과 나는 아침에 파리에 가요!" Tina는 신이 나서 말했다. "그럼 당신이 없는 동안 누가 나를 지도하죠?" Sandra는 불안해하며 물었다.

"이 주(state)에서는 직접적인 관리가 필요하지 않아요."라고 Tina는 말하였다. "괜찮을 거예요. 그리고 단지 며칠만이에요."

Sandra는 휴가 중인 물리치료사를 대체한다는 것을 깨달았다. Sandra는 그날 퇴근하기 전에 회사의 지역관리자인 George에게 전화하였다. George는 물리치료사는 아니지만, 회사 정책에 대한 직원들의 질문을 받고 있다. George는 타 지역 이웃시설의 관리 요건이 이곳과는 다르다고 말하였다. Sandra가 오직 필요한 것은 물리치료사와 의사소통할 수 있는 근무환경이었다.

"하지만 나를 지도하는 물리치료사는 지금쯤 프랑스에 있을 거예요!" Sandra는 불쑥 이야기하였다. George는 그녀에게 단지 환자들을 돌보고 행정상의 세부사항을 다른 사람에게 맡기는 것에 대해 걱정하지 말라고 말한다. Sandra는 Tina가 없는 동안 시설에 물리치료사가 아무도 없기 때문에 Lori가 환자기록을 연서하고, 신규환자 평가는 거리가 멀지 않은 Lori가 와서 하면 된다고 생각하였다.

이틀은 무사히 지나갔다. 신규환자는 없었고, Sandra는 자신이 돌보는 노인들과 일하는 것을 즐겼다. Mike와 Mabel은 능력 있고 도움을 잘 주며 친절하였다. Sandra는 Lori가 아직 그녀의 환자기록을 연서하러 오지 않은 것을 약간 걱정했지만, 보조할 사람이 없어 Lori가 더 바쁜 상황이라는 것을 잘 알고 있었다.

그러나 다음 날 아침 Sandra는 새로운 환자가 아침에 시설에 도착했고, 평가를 받아야 한다는 것을 알게 되었다. Mabel은 Sandra가 "Lori가 올 때까지 우리는 평가를 위해 아무것도 할 수가 없어요."라고 말하자 당황한 표정을 보였다.

"당신 말은 당신 혼자서 할 수 없다는 말인가요?" Mabel이 물었다.

"나는 이 지역 의료법에 익숙하지가 않아요." Sandra는 대답하였다.

Lori는 놀라면서 Sandra가 처한 상황을 측은히 여기며 말했다. "나는 당신이 물리치료 보조원으로서 잘할 수 있다고 생각하고 있어요." 그렇기는 하지만, 그녀가 Sandra가 작성한 환자기록을 연서해주거나 이웃 시설의 환자 평가를 할 수는 없다고 덧붙였다.

"나는 그 주(state)에서 임상 면허가 없어요." Lori가 말했다. "사실 이쪽저쪽 신경 쓰면서 머리 아파지고 싶지 않아요."

"내가 뭘 해야 하나요?" Sandra가 물었다.

"당신이 무언가를 하기 전에 George에게 연락해야 합니다. 행운을 빌어요. 어떻게 되는지 연락해줘요."

전화를 끊고, Sandra는 George에게 전화를 걸었다. 그녀는 당황하지 않으려 노력하고 있지만, 사실을 확인하면서 침착하기 어렵다는 것을 알게 되었다. Lori는 Sandra를 도울 수 없다. Tina는 유럽에 있기 때문이다. Sandra는 회사 웹사이트에서 Tina의 휴대전화 번호를 찾을 수 없었지만 찾았다고 해도 그 전화가 해외까지 연결될까? 그리고 왜 Mabel은 Sandra가 환자 평가를 직접 수행할 수 있다고 생각했을까? 그럴 수 있을까? 그녀가 George에게 전화하기도 전에 주 의료 행위법에 대해 상의해야 하는가? 그리고 George는 왜 Sandra와의 이전 통화에서 이 상황에 대해 그렇게 무신경하게 보였을까?

고려와 반영

적절한 물리치료사와 물리치료 보조원의 지시, 관리 및 팀워크의 모든 혜택을 받지 못한 환자 외에 이 이야기에서 잘못이 없는 사람이 있는가? Sandra는 자신이 일하는 주(state)의 의료행위에 대해 충분히 알지 못한다. 그녀는 고향의 의료행위에 대해서는 잘 알고 있지만, 그녀가 현재 일하고 있는 주의 의료행위에도 똑같이 익숙할 필요가 있다. Tina와 Lori는 윤리적인 과실과 의료행위 위반에 대한 가책을 가지고 있다. George는 면허소지자는 아니지만 의료행위가 지시되고 법률 조문이 준수되는지 확인해야 하는 책임이 있다. 그러나 면허 소지자인 Sandra와 Tina, Lori는 궁극적인 책임을 지게 된다.

윤리적 의사결정 과정을 거친 후, 어떤 조치를 제안할 것인가?

윤리적 의사결정 워크시트

사례: ______

영역 Jack Glaser(1994)

개인	조직/기관	사회
환자/고객은 개인 간의 권리, 의무, 관계 및 행동에 중점을 둔다.	조직은 조직적 또는 제도적 목표를 촉진하는 구조 및 시스템에 중점을 둔다.	공익에 중점을 둔다.

영역: ______

이론적 해석: ______

개별 프로세스: James Rest(1994, 1999)

도덕적 민감성	도덕적 판단	도덕적 동기	도덕적 용기	도덕성 (Hannah & Avolio, 2010)
윤리적 상황 인식, 해석 및 구성	옳고 그른 행동. 선택지 생성, 윤리적 원칙 선택 및 적용	다른 가치보다 윤리적 가치에 우선순위를 둠. 전문성은 윤리적 행동의 주요동기임	선택한 윤리적 행동 시행과 계획의 발전	도덕적 주인의식, 용기 및 자기 효능을 포함한 의사결정 포함

개별 프로세스: ______

이론적 해석: ______

______

상황 Swisher et al. (2005) adapted from Kidder

쟁점/문제	딜레마	곤경	유혹	침묵
중요한 가치가 있음	두 가지 선택적인 행동 과정: 권리 vs 옳은 결정	옳은 행동은 알려져있지만, 임상가가 수행할 수 없음	옳고 그름 사이의 선택	가치가 도전받고 있지만, 이에 대해 말하는 사람은 없음

상황: ______

이론적 해석: ______

______

물리치료 보조원의 윤리적 원칙 및 윤리적 행동 기준(부록 A 및 B 참조)

물리치료사 윤리강령(원칙) 코드	이론적 해석	물리치료 보조원 윤리규범(기준)	이론적 해석

제안된 행동:

【사례 20】

관리 수정

관리 갈등

물리치료사와 물리치료 보조원의 관리관계는 물리치료사 윤리강령과 물리치료 보조원 윤리강령에서 명확히 규정되어 있으며, 대부분은 법으로 규정되어 있다. 그러나 한 당사자가 그러한 선을 넘고, 다른 당사자가 적절한 경계를 회복하고 강화하는 것으로부터 둘의 권력 차이에 의해 제약을 받을 때, 어떤 일이 일어나겠는가?

Meryl과 John는 미국물리치료협회의 주 지부를 위한 위원회 활동을 통해 서로를 알게 되었다. Meryl은 지난 5년간 소규모 개인 외래진료소를 운영해 온 8년 차 물리치료 보조원이다. John은 병원에서 일하고 있는 2년차 물리치료사이다. John은 처음부터 외래환자를 보기를 원해 왔고, 그와 원만한 관계의 Meryl이 그에게 매력적인 복리후생과 경쟁력 있는 급여를 제공했으며, 그는 그 기회를 잡았다.

John은 물리치료 보조원과 함께 일해 왔지만, 이전에 관리 책임을 진 적은 없었다. 그의 새로운 직업에 대한 또 다른 이면은 그의 상사인 Meryl이 물리치료 보조원이라는 사실이다. John은 인터뷰 때, Meryl에게 그의 역할과 그녀의 역할이 무엇인지에 대해 명확하게 질문하였다. Meryl은 그에게 대답하였다. 그녀가 실제 소유자로서 전적인 행정적 책임을 갖고 있지만, 임상적으로 그녀는 물리치료 보조원이다. 즉, 모든 법률에 따라야 하며, 윤리적 규범에 의해 물리치료 보조원을 관리 · 감독해야 한다.

그 직장에서 처음 2개월은 John이 바란 모든 것이 그대로였다. 그는 그의 환자와 의뢰인이 서로 잘 어울린다는 것을 알게 되었고, 각각의 임상적 역할에서 Meryl과 함께 일하는 것이 매우 편안함을 느꼈다. 그러나 얼마 후, John은 Meryl이 물리치료를 위해 들르는 몇몇 오랜 고객들이 John의 관점에서 볼 때, John에게 평가를 받을 필요가 없는 '오래된 환자'라고 여긴다는 것을 알게 되었다. 그녀의 추론은 그들이 새로 입사한 John의 전임자에 의해 평가되었다는 것이다. John이 보았을 때 문제는 그들에 대한 물리치료사의 평가가 1년 혹은 그 이상 전에 일어났다는 것이다.

Meryl이 아들의 대학에서 열린 기념식에 참석하기 위해 하루를 쉬었을 때, John은 이 '오래된' 환자들 중 두 명을 돌보았다. 그들의 차트를 검토하면서, 그는 두 환자 모두에게서 최근 초기 평가에 대한 보험 청구가 되었다는 것을 발견하고 놀랐다. John은 어느 환자도 평가하지 않았기 때문이다. 서류 작업을 자세히 들여다보면서, 그는 평가를 읽어보았다. 둘 다 Meryl에 의해 서명되었지만 공동 서명이 부족하였다. John은 그가 무엇을 놓치고 있는지 궁금해하였다. 그러나 그는 법률 전문가가 아니었다. 확실히 Meryl은 불법적인 일을 하지 않았을 것이다. 그녀가 그렇게 했을까?

John은 외래 환경의 새로운 임상과 절차에 적응하느라 바빴을 때, 초기에는 거의 주의를 기울이지 않았던 몇 가지 것들을 마음속으로 재검토하기 시작하였다. John이 모든 신규 환자에 대한 초기 평가를 수행했지만, Meryl은 가끔 그와 상의 없이 치료 계획을 수정했다. 또한 그녀는 그와 상의하지 않고 환자들을 퇴원시켰다. 한편 John은 그녀의 지식과 기술, 판단이 이 병원의 경험에 상당히 반영되어 있다는 사실에 Meryl이 훌륭한 물리치료 보조원이라는 것도 알게 되었다. 그녀의 자신감과 환자들의 욕구가 충족되고 있다는 그의 믿음으로 그가 과도하게 영향을 받았는가? John이 스스로 물었다.

Meryl은 다음 날 돌아왔지만, John은 환자 예약이 꽉 차서 자신의 걱정을 털어놓기에 적당한 시기를 찾을 수 없었다. 그렇게 일주일이 지나갔다. 업무량은 약간 완화되었지만, 여전히 John은 그의 급여에 서명하는 Meryl과 이 민감한 주제를 꺼내어 이야기하는 것을 주저하고 있었다.

일주일 후 Meryl은 John에게 4명의 환자기록에 서명할 것을 요청하였다. 그중 2명은 John이 만난 적이 없었다. 그와 Meryl은 관리에 대해 솔직하게 논의를 해봐야 할 것 같다.

John은 Meryl이 책상 위에 남긴 환자기록을 내려다보고 있다. 서명할 것인가? 서명하지 않을 것인가? 그는 자신의 우려를 표현했을 때 일어날 수 있는 잠재적 결과를 생각해봄으로써 행동을 취해야 할 때는 지금이 아니라, Meryl의 행동이 환자를 위태롭게 할 때라고 생각했을 것이다.

고려와 반영

대부분 관할구역에서 물리치료 보조원이 물리치료 행위와 의료기관의 행정이사로 활동하는 권한을 허용하지만, 모든 관련 당사자들은 상황의 특이성을 인식하고 물리치료 보조원의 소유권과 물리치료사 간의 효과적인 의사소통을 보장하며, 최적의 (그리고 합법적인) 환자 관리를 보호하기 위해 일치된 노력을 기울여야 한다. 기본 수준, 규제 변수들, 시간이 지남에 따라 개인이 자신의 기초 기술에 추가하는 것에서 설정한 같은 세 가지 기준 기술에 물리치료사와 물리치료 보조원의 업무 범위는 규제된다. 세 가지 모두 합심하여 함께 고려해야 한다. 이 이야기에서 Meryl의 임상 경험은 그녀를 능숙하게 만들었지만, 그것이 그녀의 업무 범위나 물리치료 보조원으로서의 그녀의 지위에 대한 규제 요건을 바꾸지는 않는다.

윤리적 의사결정 과정을 거친 후, 어떤 조치를 제안할 것인가?

윤리적 의사결정 워크시트

사례: ____________________

영역 Jack Glaser(1994)

개인	조직/기관	사회
환자/고객은 개인 간의 권리, 의무, 관계 및 행동에 중점을 둔다.	조직은 조직적 또는 제도적 목표를 촉진하는 구조 및 시스템에 중점을 둔다.	공익에 중점을 둔다.

영역: ____________________

이론적 해석: ____________________

____

개별 프로세스: James Rest(1994, 1999)

도덕적 민감성	도덕적 판단	도덕적 동기	도덕적 용기	도덕성 (Hannah & Avolio, 2010)
윤리적 상황 인식, 해석 및 구성	옳고 그른 행동. 선택지 생성, 윤리적 원칙 선택 및 적용	다른 가치보다 윤리적 가치에 우선순위를 둠. 전문성은 윤리적 행동의 주요동기임	선택한 윤리적 행동 시행과 계획의 발전	도덕적 주인의식, 용기 및 자기 효능을 포함한 의사결정 포함

개별 프로세스: ____________________

이론적 해석: ____________________

____

상황 Swisher et al. (2005) adapted from Kidder

쟁점/문제	딜레마	곤경	유혹	침묵
중요한 가치가 있음	두 가지 선택적인 행동 과정: 권리 vs 옳은 결정	옳은 행동은 알려져 있지만, 임상가가 수행할 수 없음	옳고 그름 사이의 선택	가치가 도전받고 있지만, 이에 대해 말하는 사람은 없음

상황: ____________________

이론적 해석: ____________________

____

물리치료 보조원의 윤리적 원칙 및 윤리적 행동 기준(부록 A 및 B 참조)

물리치료사 윤리강령(원칙) 코드	이론적 해석	물리치료 보조원 윤리규범(기준)	이론적 해석

제안된 행동:

【사례 21】

PRN 물리치료사 또는 물리치료 보조원

관리 거부

물리치료사와 물리치료 보조원은 한 팀으로 일한다. 좋은 관계는 서로 간의 신뢰와 단체의 기반(foundation)을 존중하는 것이 필수적이다. 팀은 매우 강력할 수 있지만 그들의 힘과 한계를 인식해야 한다.

Mike는 9월에 뉴욕 주 북부에서 Mountain View Rehab Service를 시작했다. 그 병원은 머리 부상 치료와 다른 신경학적 문제들을 전문적으로 다루고 있다. 그는 새로운 직책에 적응하는 것에 대해 걱정했지만, Mountain View에서 발견된 복잡한 환자와 전문직 종사자 간의 환경에서 그의 열정을 공유하는 동료들과 함께 일하게 되어 기대되었다. Mike는 사무총장인 Lynn을 뒤를 따라다녔고, 첫날 그는 Mountain View로 가는 것이 올바른 선택이라고 확신했다. 그는 빨리 자신의 치료 타임 수가 채워지기를 기다렸다. 그 후 며칠 동안 Mike는 그의 환자를 찾기 시작했고, 치료시간 동안 Lynn과 보내는 시간은 줄었지만, 그녀는 기꺼이 환자를 검토하고 복잡한 전자문서시스템을 협의하는 것을 도와주었다. 그가 업무를 시작한지 2주 후, Mike는 마치 그가 몇 년 동안 그곳에 있었던 것처럼 치료 타임 수를 완전히 채워 일하고 있었다. Lynn은 Mike와 함께 팀을 재편성해야 할 때라고 이야기했다. 각각의 물리치료사는 물리치료 보조원과 직접 일했고, 물리치료사와 물리치료 보조원 사이에는 일주일 근무에 대한 모든 담당 건수를 공유했다. 동료 물리치료사가 자리를 비웠을 때 또 다른 물리치료사가 관리자로 지정되었지만, 물리치료 보조원은 오래된 환자에 대한 치료의 연속성을 계속해 나가는 것이 매우 중요한 부분이었다. Cadence는 Mike와 함께 일하게 되었고, 그는 그녀를 그의 파트너로 맞이하게 되어 매우 기뻤다. 그는 그녀가 다른 물리치료 보조원들에 비해 더 자신감이 넘친다고 생각했다. Mike가 Mountain View에 처음 왔을 때 그는 그녀를 한눈에 알아봤다. Mike는 이전에 임상적으로 물리치료 보조원와 함께 일하지는 않았지만, 물리치료 보조원의 역할을 매우 존중했고, 이 파트너십이 환자들에게 어떤 종류의 팀워크를 제공할지 기대하고 있었다.

Cadence와 Mike는 점심 직후에 앉아 환자들을 어떻게 나눌 것인가에 대해 논의했다. Mike는 Lynn에게 체육관, 병실, 다양한 분야를 위한 치료 구역 등 여러 장소에서 치료가 이루어진 후, 물리치료 보조원에 대한 관리가 어떻게 이루어지는지에 대해 말했다. 그는 Cadence가 그의 면밀한 관리 없이도 잘할 것이라는 데는 의심의 여지가 없었지만, 그는 최적의 환자 치료를 보장할 수 있는 적절한 균형을 맞추고 싶어 했다. 몇 주가 지나면서, 두 사람의 일상은 안정적이 되었고, Mike는 Cadence와 함께하는 일에 편안해졌지만, 그는 그녀가 항상 환자의 상태에 변화가 있을 때 그가 원하는 만큼 빨리 그와 의사소통되지는 않는다고 느꼈다. Cadence는 Mike에게 말했다. "당신은 걱정이 너무 많아요! 나를 믿어요. 만약 당신이 알아야 할 것이 있다면, 내가 바로 알려줄게요. 나는 당신이 생각하는 것보다 훨씬 더 능력이 있어요." Mike는 Lynn과 이야기를 나누었고 그녀는 Cadence가 정말로 그에게 도움을 줄 것이라고 확신시키며, 그가 Cadence와 같이 자신감 많은 사람을 파트너로 삼고 있다는 것에 감사해야 한다고 말했다. Mike는 조금 긴장을 풀었지만, 여전히 Cadence가 치료하는 환자들에 대한 근본적인 책임은 본인에게 있다는 것을 걱정했다. 그는 그가 환자 평가를 마친 후 Cadence가 개입한 뒤에 환자들에 대한 파악이 제대로 이루어졌는지 궁금했다. Mike의 걱정은 그가 그의 새로운 환자 Scott Mitchell을 보러 간 월요일 아침에 고조되었다. Cadence는 주말 일과로 금요일과 월요일에 쉬었다. Mike가 Scott를 보러 갔을 때 Scott가 지팡이(cane)를 짚고 방을 돌아다니고 있는 것을 발견했다. Mike는 그 일이 어떻게 일어났는지 알기 위해 간호사실로 향했다. Mountain View는 환자가 보조기기를 통해 보행하도록 허락하기 전에 물리치료 부서로부터 낙상 위험 평가를 받도록 매우 엄격한 규칙이 있기 때문이다. Mike는 일요일 오후까지 근무자 명단을 보고 확인했다. 그러나 담당자였던 Lynn의 물리치료 관리 문서에 대해서는 볼 수 없었고, Scott Mitchell은 그녀를 본 적이 없었다. Mike는 계속해서 Scott을 평가하였고, Scott은 지금 그와 하는 평가 중 일부를 한 후, 젊은 여자가 그에게 지팡이를 가져왔다고 보고했다. Mike의 평가에 따라 그는 Scott이 받은 지팡이(cane)로 걷기에 그의 안전성이 충분하지 않다고 걱정했다. 그는 Scott에게 그가 조금 더 잘할 수 있을 때까지, 안전을 위해서, 두 발 달린 보행기(walker)를 사용해야 할 것이라고 설명했다. Mike는 지난 몇 달 동안 Cadence가 물리치료 보조원으로서 해야 할 일을 넘어서는 것처럼 보이는 프로그램 변경이 있을 때마다 여러 번 걱정했지만, 그는 물리치료사와 물리치료 보조원의 구분 선에 대해 확신하지 못했다. 지원인력에 대한 관리는 그에게 생소했다. 화요일에 Cadence가 돌아왔을 때, Mike는 그녀에게 아침에 이야기할 시간을 갖자고 요청했다. Mike는 Cadence에게 설명을 부탁했다. 특히 물리치료 보조원의 작업 범위에 포함되지 않는 Scott Mitchell에게 지팡이(cane)를 지급할 때 필요한 평가와 그녀의 상호작용 부분에 대해 이해가 갈 수 있도록 설명을 요구했다. Cadence는 Mike에게 그녀가 실제로 물리치료사가 되기 위해 최대 6번 응시가 가능한 미국물리치료사 면허시험(National Physical Therapist Exam, NPTE)을 보았지만 6번 안에 시험을 통과하지 못했다고 털어놓았다. 뉴욕은 물리치료 보조원에게 물리치료사가 되기 위한 NPTE를 응시할 수 있도록 허락했고, 그녀는 세 번째 시도에서 그것을 통과했으며 Mountain View에서 물리치료 보조원으로 고용되었지만, 그녀는 "물리치료사처럼 생각한다."고 흔쾌히 인정한다. 그녀가 Michell을 평가하고 그에게 자유를 줄 수 있는데, 어떻게 그녀는 그를 밤새 휠체어에 갇혀 있게 할 수 있을까? Mike는 매우 당황했다. 그는 그가 지팡이를 선택하는 것이 좋지 않다고 생각한 이유에 대해 말했다. Cadence는 이것은 의견의 차이라고 반격했다. Cadence는 물리치료 보조원이지만, 환자에게 이익이 된다면 물리치료사로서의 역할을 할 것이라고 말했다. 그녀는 Mike를 떠나면서 이별의 말을 꺼리지 않는다. Mike는 무엇을 해야 할지 불확실했지만, 그는 가장 먼저 Cadence에게 이것이 그녀가 판단할 문제는 아니라는 것을 알고 있다. 그는 이 논의가 끝날 것인지 그리고 Cadence가 앞으로 선을 넘지 못할 것인지에 대해 확신하지 못한다. 그는 자신에게 더 많은 의무가 있다는 것을 알지만, 그것이 무엇인지는 확실히 알지 못한다.

고려와 반영

Mike는 그의 환자들에 대한 책임과 물리치료 보조원을 포함한 물리치료사의 적절한 관리의 책임을 받아들인다. Cadence는 자신의 교육적 준비와 지위의 규제적 한계를 일치시키는데 다소 어려움을 겪고 있는 것 같다. Mike와 Cadence 둘 다에게 해당되는 윤리적 책임은 무엇인가?

Cadence는 물리치료 보조원으로서 유능하며, 부여받은 면허에 따라 전문적이고 규제 범위 내에서 물리치료 작업을 위한 연습할 필요가 있다. 만약 그녀가 면허의 한계를 넘어 꾸준히 연습한다면 Mike의 책임은 무엇인가? Mike에게는 또 다른 고민이 있었다. 그는 Cadence가 보고한 낙상 평가 결과에 동의하지 않았고, Mitchell을 위한 그녀의 보조장비 선택이 그가 그녀를 위해 얼마나 많은 지도를 더 해야 하는지에 대해 그를 더 예의주시하게 하였다. 두 임상의가 윤리적인 관계에서 서로 고려해야 할 사항은 무엇인가?

윤리적 의사결정 과정을 거친 후, 어떤 조치를 제안할 것인가?

윤리적 의사결정 워크시트

사례: ____________________

영역 Jack Glaser(1994)

개인	조직/기관	사회
환자/고객은 개인 간의 권리, 의무, 관계 및 행동에 중점을 둔다.	조직은 조직적 또는 제도적 목표를 촉진하는 구조 및 시스템에 중점을 둔다.	공익에 중점을 둔다.

영역: ____________________

이론적 해석: ____________________

____

개별 프로세스: James Rest(1994, 1999)

도덕적 민감성	도덕적 판단	도덕적 동기	도덕적 용기	도덕성 (Hannah & Avolio, 2010)
윤리적 상황 인식, 해석 및 구성	옳고 그른 행동. 선택지 생성, 윤리적 원칙 선택 및 적용	다른 가치보다 윤리적 가치에 우선순위를 둠. 전문성은 윤리적 행동의 주요 동기임	선택한 윤리적 행동 시행과 계획의 발전	도덕적 주인의식, 용기 및 자기 효능을 포함한 의사결정 포함

개별 프로세스: ____________________

이론적 해석: ____________________

____

상황

Swisher et al. (2005) adapted from Kidder

쟁점/문제	딜레마	곤경	유혹	침묵
중요한 가치가 있음	두 가지 선택적인 행동 과정: 권리 vs 옳은 결정	옳은 행동은 알려져있지만, 임상가가 수행할 수 없음	옳고 그름 사이의 선택	가치가 도전받고 있지만, 이에 대해 말하는 사람은 없음

상황: ____________________

이론적 해석: ____________________

____

물리치료 보조원의 윤리적 원칙 및 윤리적 행동 기준(부록 A 및 B 참조)

물리치료사 윤리강령(원칙) 코드	이론적 해석	물리치료 보조원 윤리규범(기준)	이론적 해석

제안된 행동:

CHAPTER 15

학생 물리치료사

의료서비스(healthcare) 제공은 예술과 과학의 두 가지 분야로 나뉜다. 안전하고 능력 있는 의료종사자가 되기 위해서는 두 분야에서 모두 능력을 갖추어야 한다. 세대에 걸쳐, 의료서비스 제공자의 교육은 임상에서 종사하고 있는 사람들의 책임이다. 이로 인해 의료 제공에 필요한 기술을 습득하기 위해서는 임상 종사자와 학생 모두에게 특정한 과제가 발생한다. 임상에서의 교육을 통해 학생들에게는 분명히 이득이 있고, 임상 교육을 제공하는 시설과 임상 종사자에게도 역시 이득이 있다. 임상에서 학생은 특정한 윤리적 · 법적 영향력을 가지고 있다. 학생은 면허는 없지만, 임상에서는 학생이 실습하고 있는 관할지역의 모든 법적 요건을 준수할 책임이 있다. 또한 미국물리치료사협회의 윤리강령을 준수할 책임도 있다. 이 모든 것은 임상가가 속한 시설과 학생들이 소속되어 있는 학술기관 양쪽의 맥락 내에서 일어난다. 학생들이 책임감과 관련된 갈등을 겪으면서 본인 위치와 상태를 파악하는 법이 용이해진다. 그들은 임상가로서의 초입에 들어서면서 그들의 역할을 이해하고 인지하며, 임상지도사의 관리하에 그 임무를 수행할 책임이 있다. 이 장에서는 학생과 임상지도사(clinical instructor, CI)의 관계에서 문제 소지가 있는 몇 가지 사례를 다루어보고자 한다.

물리치료사와 물리치료 보조원이 학생과 함께 일하기로 합의할 때 임상가들은 상당한 책임을 가지지만, 학생-임상지도사 관계에서는 긍정적인 이점이 많다. 역량(competence)이 그중 하나이다. 신규 임상가가 능력을 갖추도록 돕는 것은 보람 있는 일이며, 임상지도사도 멘토 역할을 경험하면서 전문가로서 성장함을 누구도 부인할 수 없다. 임상지도사와 학생은 둘 다 환자에 대한 공동의 책임을 망각하지 않고, 긍정적인 환경을 유지해야 할 책임이 있다.

【사례】

학생 또는 물리치료사 관리 위임

학생 주장 새로운 전문적 책임

전문적 기술 부적합한 전문적 행동

【사례 22】

학생 또는 물리치료사

관리 위임

Bob은 자신이 매우 운이 좋다고 생각한다. 물리치료 전공 학생인 Bob은 1학년이 끝난 후 첫 임상에서 놀라운 경험을 하였다. 그의 임상지도사(CI)인 Stephanie는 그녀의 물리치료 지식뿐만 아니라 물리치료 사업에 대한 통찰력까지 기꺼이 공유해 주었다. Stephanie는 임상지도사라는 직책 외에도, 시내에서 활동하는 댄스팀을 위한 물리치료사로 이들이 순회공연을 갈 때 1년에 두 차례씩, 2주에 걸쳐 동행했다. Stephanie는 Bob에게 곧 투어를 떠날 것이라고 설명했는데, 운 좋게도 그의 임상실습 마지막 2주 동안이었다. Bob은 그것이 왜 운이 좋은지 확신하지는 못했지만, 그는 Stephanie가 모든 상황을 통제하고 있다고 믿었다. 그는 Stephanie가 떠나기 몇 주 전에 최대한 많은 것을 배우기로 했다. 그는 그녀가 떠나기 전에 그녀의 모든 것을 전수받을 것이라고 농담을 하기도 했다. 그녀가 떠나기 전, 금요일에 그녀는 Bob과 함께 앉아 그의 성과(performance)를 검토했다. 현재 그녀는 그의 성과를 매우 칭찬했고, 그가 그의 기술에 자신감을 얻었기 때문에 이번 2주가 자신에게 가장 유익할 것이라고 그에게 말했다. 물리치료 보조원인 Gail은 Bob이 필요로 한다면 언제든지 도와줄 수 있다. 새로운 환자가 입원하지도 않을 것이고, 플로트 물리치료사(float PT)인 Tim이 다른 사무실의 업무량에 따라 주에 2~3일 동안은 상주해 있을 예정이다. Stephanie는 그녀가 매우 박식한 임상가라는 것을 그녀의 모든 상호작용을 통해 증명해왔고, Bob은 그가 하는 일이 다 잘될 것이라고 확신했다. 그는 그가 지도받아야 한다고 확신했음에도 불구하고 정확히 지도가 무엇을 의미하는지 완전히 알지는 못했다. Bob은 자신의 임상 지도사가 그녀의 부재 동안 그를 신뢰하고, 본인의 기술대로 치료할 수 있게 허락해준 것에 사실 조금 기뻤다. 그리고 Bob은 의지할 직원들도 있었다. Gail은 오랫동안 물리치료 보조원이었고, Tim은 현재 진행 중인 일에 적응하는 데 도움을 주었다. Stephanie는 Bob이 모든 환자를 파악하고 있는지, 치료 계획을 인지하고 있는지에 대해 명확히 했다. 그녀는 그에게 '만약에 대비해' Tim의 번호를 남겼다. 처음 이틀 동안 Bob은 꽤 편안하였다. 그는 Stephanie가 떠나기 전에 세우던 치료 계획을 계속했고, 꽤 자신감을 느꼈다. 그는 자신의 노트에 연서할 Tim이 도착하기를 기다렸다. 그 청구서 양식에 누구의 면허번호가 사용되는지 전혀 생각하지 않았고, Stephanie가 알려준 방식대로 청구서를 준비했다. 셋째 날, Bob은 아침부터 전화 한 통을 받았다. 그가 치료하던 환자인 Dan이 상당한 고통을 호소하며 도착했다. Bob은 즉시 Gail에게 가서 Tim에게 전화하라고 제안하였다. Tim은 즉시 응답을 해왔지만, Bob이 말한 환자가 누구인지 알지 못해 치료가 불가하니 의사에게 연락해보라고 제안했다. 그러자 환자는 언짢은 기색을 보이며, 이전에 이런 종류의 화끈거림이 있었는데 피부를 당겨주는 견인 기계로 스트레칭을 하니 진정되었다고 말했다. Bob은 환자가 말하는 치료가 무엇인지는 알았지만, 정확히 왜 통증이 발생하는지 알지 못했으며, "할 수 있다고 해서 꼭 그렇게 해야 한다는 것은 아니다."라고 생각했다. Bob은 갈등이 되었다. 그는 단지 환자를 위해 최선을 다하고 싶었지만, 무엇이 최선인지 확신하지 못했다.

그 사건은 Bob에게 "Wake-up call"이었다. 고통에 빠진 환자와 마주한 그의 첫 번째 본능(능력)은 환자가 요청한 치료를 제공하는 것이었다. 그러나 그는 그의 제한된 경험이 그를 걱정스럽게 한다는 것을 깨달았고, 갑자기 자신의 자존심이 판단에 방해가 되었을지도 모른다는 것을 알았다.

고려와 반영

만약 Stephanie가 Bob에게 그의 성과를 매우 칭찬하지 않았다면, 그녀는 확실히 그의 감독, 청구 그리고 다른 실습을 통해서 법적 · 윤리적 행동의 규칙들을 '유연하게' 익힐 수 있도록 격려했을 것이다. 그녀는 그의 '직감'을 칭찬했지만, 그 직감은 이제 서로 상충한다. Dan을 치료하기 위해, 아니면 뒤로 물러나기 위해서? 결국 Stephanie를 믿거나 혹은 Tim에게 피드백을 부탁하는 것은? 환자의 가장 큰 관심사는 무엇인가?

윤리적 의사결정 과정을 거친 후, 어떤 조치를 제안할 것인가?

윤리적 의사결정 워크시트

사례: ______________________________

영역 Jack Glaser(1994)

개인	조직/기관	사회
환자/고객은 개인 간의 권리, 의무, 관계 및 행동에 중점을 둔다.	조직은 조직적 또는 제도적 목표를 촉진하는 구조 및 시스템에 중점을 둔다.	공익에 중점을 둔다.

영역: ______________________________

이론적 해석: ______________________________

____

개별 프로세스: James Rest(1994, 1999)

도덕적 민감성	도덕적 판단	도덕적 동기	도덕적 용기	도덕성 (Hannah & Avolio, 2010)
윤리적 상황 인식, 해석 및 구성	옳고 그른 행동. 선택지 생성, 윤리적 원칙 선택 및 적용	다른 가치보다 윤리적 가치에 우선순위를 둠. 전문성은 윤리적 행동의 주요동기임	선택한 윤리적 행동 시행과 계획의 발전	도덕적 주인의식, 용기 및 자기 효능을 포함한 의사결정 포함

개별 프로세스: ______________________________

이론적 해석: ______________________________

____

상황 Swisher et al. (2005) adapted from Kidder

쟁점/문제	딜레마	곤경	유혹	침묵
중요한 가치가 있음	두 가지 선택적인 행동 과정: 권리 vs 옳은 결정	옳은 행동은 알려져 있지만, 임상가가 수행할 수 없음	옳고 그름 사이의 선택	가치가 도전받고 있지만, 이에 대해 말하는 사람은 없음

상황: ______________________________

이론적 해석: ______________________________

____

물리치료 보조원의 윤리적 원칙 및 윤리적 행동 기준(부록 A 및 B 참조)

물리치료사 윤리강령(원칙) 코드	이론적 해석	물리치료 보조원 윤리규범(기준)	이론적 해석

제안된 행동:

【사례 23】

학생 주장

새로운 전문적 책임

환자를 옹호하는 것은 물리치료사의 전문적인 의무이다. 환자와 의뢰인의 지지가 항상 쉬운 것은 아니며, 때로는 다른 사람들과 갈등을 일으키기도 하지만, 우리의 직업윤리는 그것을 요구한다. 학생과 그녀의 임상지도사(clinical instructor, CI)가 관련된 다음 이야기를 살펴보자.

Meghan은 물리치료사(doctor of physical therapy, DPI) 프로그램 마지막 해로 외래환자를 보는 지역 내 한 병원에서 바쁘지만 도전이라고 생각하며 열심히 업무를 수행 중이다. 또한 훌륭한 임상지도사인 Ken과 함께하게 되어 행운이라고 느낀다. Ken은 학교를 졸업한지 5년밖에 되지 않은 헌신적인 물리치료사로서 심혈관 및 호흡계 물리치료 전문 자격 인증을 받을 계획이다.

오늘의 첫 환자는 자체 의뢰 환자인 Allison이다. 작은 체구인 31세의 여성 Allison은 목에 통증이 있으며, 목과 어깨의 관절가동범위가 감소했다. Allison은 젊은 환자로, 다소 이례적인 사례이기 때문에 Ken이 주도적으로 이끌게 되었다. 그는 Meghan에게 그가 검사하는 동안 질문의 유형과 그가 평가 중에 어떻게 그의 임상적 추론 능력을 사용하는지를 메모하라고 지시하였다.

Allison의 기록에는 충격적인 사실을 암시하고 있었다. 그녀는 매우 수줍음이 많아 보이고, 그녀의 의료기록에는 자세히 기록되어 있지 않았다. 예를 들어, Ken이 그녀에게 과거에 목 통증이 있었느냐고 물었을 때 그녀는 즉시 대답하지 않고, 한참 뒤 잠정적으로 "네."라고 답하며 고개를 끄덕였다. Ken이 그것이 얼마나 오래 전이었냐고 묻자, 그녀는 살짝 어깨를 으쓱하며 "아마 작년이요. 잘 모르겠네요." 이후의 의학적인 질문들은 비슷한 모호함에 부딪혔다. Allison은 6개월 전까지만 해도 비서로 일해왔지만, 현재는 자원봉사자로 일하고 있다. 그녀는 남편과 사이에 아이가 없다고 말한다. 그녀는 바닥을 응시하며 두 번이나 유산의 경험이 있다고 나긋하게 말을 덧붙였다.

Ken은 그녀의 목과 어깨를 평가하고, Allison이 이야기한 문제들을 다시 확인하였다. 그녀는 당기는 느낌인 통증을 일으켰을지도 모르는 어떤 특별한 사건도 기억할 수 없다고 말하였다. Ken이 물었다. "그 어떠한 일도 없었나요?" Allison은 또 다시 어깨를 약간 으쓱하였다. 하지만 그녀가 말하길, "나는 가끔 Ralph가 공장에서 뭔가 문제가 있을 때 그날 퇴근하고 집에 돌아오면 스트레스를 많이 받아요. 그는 좋은 사람이지만, 기분이 나쁠 때는 술을 마시고, 나에게 아주 기분 나쁘게 대합니다." 대화에 당황한 Meghan은 Ken을 쳐다보았다. 그러나 그는 자기의 노트를 냉정하게 내려다보고 있다.

Allison을 돌아보며 Ken은 말했다. "당신의 평소 자세와 통증이 연관 있는지 한 번 봅시다. 아, 참. 그런데 당신은 치과에 정기적으로 가나요? 가끔 사람들은 잇몸 감염이나 다른 치과 문제로 인한 '연관통(referred pain)'을 겪습니다." 그는 여전히 명확한 진단을 찾으면서 검사를 이어나간다. 그가 Allison에게 그녀의 자세를 확인할 수 있도록 서 있으라고 요청했을 때, Ken과 Meghan은 동시에 그녀의 오른쪽 어깨에 변색 부분이 있음을 알아차렸다. 그들의 눈이 어디로 향하는지 보면서 Allison은 "내가 부엌에서 항아리를 떨어트리고, Ralph가 나를 잡아당겨 내가 파편을 밟지 못하게 했어요. 나보다 훨씬 덩치가 커서 때로는 자신의 힘을 조절하지 못할 때도 있어요."

그 설명은 Meghan이 Allison의 통증의 실제 원인으로 생각하는 것에 대해 더욱 불안하게 만든다. Meghan은 지금 Ken이 후속 조치를 할 것이라고 확신한다. Meghan은 그가 추가적인 질문을 해서 Allison에게 자세히 설명하게 하고, 이것이 그녀가 공공연하게 말할 수 있는 안전한 환경이라는 신호를 주기를 기다렸다. 그러나 Meghan이 놀랍게도, Ken은 떨어진 항아리에 관한 이야기에 대해 한마디 말도 없이 평가를 마쳤다. 그는 Allison에게 기본적으로 집에서 할 수 있는 운동 프로그램을 가르쳐 준 다음, 그녀를 프론트로 안내하여 그 주 후반으로 약속을 다시 잡게 하였다.

오늘은 진료소가 매우 바쁜 날이고, 몇 시간 동안 Meghan은 Ken에게 그녀에 대한 걱정을 말할 적절한 시간을 찾을 수 없었다. 그녀가 그의 판단에 도전하는 것처럼 보이고 싶지 않았기 때문에 그녀는 말을 해야 한다는 확신이 서지 않았다. 하지만 근무가 끝나갈 무렵, Ken이 먼저 "이상한 날이죠?"라고 말문을 열었다.

"이상한 날이네요." Meghan이 동의하며 말하였다. "조금 수상하네요. 당신도 알다시피, 나는 우리의 첫 번째 환자인 Allison이 그녀의 남편에 대해 말한 것을 생각하고 있었어요. 그녀의 아픔이 배우자로부터의 학대로 인한 것일 가능성이 있다고 보시나요?"

Ken은 살짝 미소 지으며 말하였다. "음…. 늙은 Ralph가 가끔 성질을 부리는 것이요? 당신이 걱정하는 것은 고맙지만, 많은 남편이 보통 그래요. 게다가, 그가 그렇게 나쁜 사람이라면 왜 그녀를 깨진 유리 파편 위에 두지 않고, 그녀를 끌어냈을까요?

Meghan은 그녀가 듣고 있는 것을 믿을 수 없었다. Ken은 그녀에게 항상 자상했고, 그녀는 그를 동정심이 많은 사람으로 여겼다. 하지만 그는 분명히 그 떨어진 항아리 이야기에 대해 회의적이지 않았다. 그녀는 그녀의 놀라는 표정을 보고도 그가 그녀를 회유하려 할 때 다음에 무슨 말을 해야 할지 생각하였다. "그 이상으로 계속 진행하려면 조금 더 단서가 필요한 것 같아요."

Meghan은 Ken이 그것에 대한 걱정을 끝냈다는 것을 깨닫고 고개를 끄덕거렸다. 하지만 그녀는 Allison을 머릿속에서 지울 수가 없었다. 다음 날 아침, 그녀는 그녀의 임상교육지도사(director of clinical education, DCE)에게 조언을 듣기 위해 전화하였다. 그녀는 모든 이야기를 되짚으며 이렇게 말하였다. "저는 우리가 이 환자를 옹호해야 한다고 생각하지만, 사실 어떻게 해야 할지 모르겠어요. 저는 지역법에 따른 법률 사건 수업에서 우리가 아동과 노인 학대 혐의를 보고해야 한다는 것을 배웠어요. 하지만 중간 연령대의 사람들에 대한 학대 혐의는 어떻게 해야 할까요?"

그녀의 임상교육지도사는 지역법이 직접 중간 연령대 사람들의 학대 의심에 대한 신고를 직접 다루지 않는다고 말했다. 그리고 그는 덧붙여 말하였다. "당신이 도움을 주고자 하는 본능은 적절한 것이에요. 이렇게 하는 것은 어떨까요? 오늘 밤 그녀가 원한다면 연락할 수 있는 직통 전화번호와 몇몇 소셜 서비스 자료가 있는 웹사이트 목록을 이메일로 보내줄게요. 그녀가 다음번에 진료소에 방문할 때 그것을 그녀에게 주세요. 그냥 '혹시 이런 게 필요할지도 모르니까'라고 하세요. 크게 무엇인가를 할 필요는 없어요. 하지만 그것만으로도 그녀에게 필요할지도 모르는 정보를 줄 뿐만 아니라, 만약 그녀가 그 메시지가 필요하다면, 누군가가 듣고 있다는 의사를 그녀에게 충분히 전달할 거에요. 그것이 가장 중요합니다."

Meghan은 Allison의 두 번째 진료날이 되자 그 상황에 대해 기분이 좀 나아졌다. 그녀는 임상교육지도사가 그녀에게 이메일을 보냈던 정보를 출력하여 가운 주머니에 가지고 있었고, 그녀가 떠나기 전에 Allison에게 그것을 전달할 준비가 되어 있었다. 하지만 Allison은 진료소에 오지 않았다. "우리는 약속하고 나타나지 않는 no-show를 당한 것 같군요."라고 Ken이 말한다. Allison이 자체 의뢰 환자였다는 것을 상기시키면서, Meghan은 그 첫 방문이 도움을 요청하는 외침이 아니었는지에 대해 궁금해하였다. 아마도 그녀는 Ken이 그녀의 발언을 묵인한 후에 논의를 포기하기로 했을 것이다.

Meghan은 자신이 Ken과 자신의 걱정을 나누기 위해 또 다른 시도를 해야 한다고 생각하였다. 그녀는 그에게 인쇄물을 보여주며 자신 중 한 명이 전화로 Allison에게 도움의 손을 내밀어야 하는 것은 아닌지 물었다. Ken은 한숨 쉬며 대답하였다. "당신은 이것에 대한 내 감정을 알고 있어요. 하지만 그 전화를 하고 싶다면, 내 guest가 되세요." 그는 Meghan에게 Allison의 번호가 적인 차트를 건네주었다.

비록 Meghan은 Ken과 그녀의 관계에 영향을 미칠 것을 조금 걱정했지만, 그녀는 그의 눈을 바라보며 말한다. "그럼 제가 그녀에게 전화해볼게요. 고맙습니다." Ken은 그저 고개를 끄덕일 뿐이었다. 그 자리를 떠날 때, 그녀는 자신의 결정에 대해 기분이 좋았다. 그녀는 자신이 수집한 정보를 Allison과 공유하기를 간절히 원하며, 빠른 시일 내에 진료소에 방문하도록 설득하고 싶은 마음이다.

고려와 반영

학생으로서 Meghan의 지침은 그녀의 임상지도사 경험과 전문지식을 따르는 것이다. 그녀는 그 과정에서 상담과 투명성의 중요성을 인식하면서, 대신 더 높은 수준의 환자 옹호 요구에 순응한다. 우리가 도움을 구하고 있는 환자나 고객들에게 자료를 제공하는 것은 환자나 고객 옹호자로서 해야 할 역할과 윤리적인 임상가의 책임의 일부이다. 우리가 전문적 관계를 구축한 환자나 의뢰인을 추적하는 것 역시 진료의 연속성을 위해 중요하다. 학생들은 그들에게 불편함을 주고 문제를 제기하는 상황이 발생할 때, 그들의 학교에 알리도록 격려받는다.

윤리적 의사결정 과정을 거친 후, 어떤 조치를 제안할 것인가?

윤리적 의사결정 워크시트

사례: ____________________

영역 Jack Glaser(1994)

개인	조직/기관	사회
환자/고객은 개인 간의 권리, 의무, 관계 및 행동에 중점을 둔다.	조직은 조직적 또는 제도적 목표를 촉진하는 구조 및 시스템에 중점을 둔다.	공익에 중점을 둔다.

영역: ____________________

이론적 해석: ____________________

____

개별 프로세스: James Rest(1994, 1999)

도덕적 민감성	도덕적 판단	도덕적 동기	도덕적 용기	도덕성 (Hannah & Avolio, 2010)
윤리적 상황 인식, 해석 및 구성	옳고 그른 행동. 선택지 생성, 윤리적 원칙 선택 및 적용	다른 가치보다 윤리적 가치에 우선순위를 둠. 전문성은 윤리적 행동의 주요동기임	선택한 윤리적 행동 시행과 계획의 발전	도덕적 주인의식, 용기 및 자기 효능을 포함한 의사결정 포함

개별 프로세스: ____________________

이론적 해석: ____________________

____

상황 Swisher et al. (2005) adapted from Kidder

쟁점/문제	딜레마	곤경	유혹	침묵
중요한 가치가 있음	두 가지 선택적인 행동 과정: 권리 vs 옳은 결정	옳은 행동은 알려져 있지만, 임상가가 수행할 수 없음	옳고 그름 사이의 선택	가치가 도전받고 있지만, 이에 대해 말하는 사람은 없음

상황: ____________________

이론적 해석: ____________________

____

물리치료 보조원의 윤리적 원칙 및 윤리적 행동 기준(부록 A 및 B 참조)

물리치료사 윤리강령(원칙) 코드	이론적 해석	물리치료 보조원 윤리규범(기준)	이론적 해석

제안된 행동:

【사례 24】

전문적 기술

부적합한 전문적 행동

학생들은 자신의 임상 기술을 개발하고 다듬을 기회로 임상 회전(clinical rotation)을 기대한다. 그들은 자신의 전문적 기술 또한 발달 과정의 일부이며, 환자의 안전하고 효과적인 치료와 동등하게 중요하다고 반드시 생각하지는 않는다.

Margie는 다양한 대학에서 많은 학생을 배출한 경험이 있는 임상강사이다. 그녀는 그들이 임상 기술과 자신감을 기르는 것을 매우 좋아하며, 그들의 열의와 열정이 자랑스럽다. 그녀의 가장 최근 학생인 Kelsy는 마지막 임상 회전을 하는 3학년 학생이다. 이것은 그녀의 첫 번째 급성 질환 치료 경험이었는데, 비록 그녀가 원하는 곳에 배정되었지만, 그녀는 급성 치료가 자신에게 맞는 분야가 아니라고 확신하였으며, Margie가 이 사실을 깨닫게 해주었다. Kelsey는 세 달 전부터 외래 진료소에서 근무하고 싶어 했다. Kelsey는 처음 이틀은 제시간에 병원에 도착했다. 하지만 시간이 갈수록 그녀는 병원에 늦게 도착했다. Margie는 걱정했고, Kelsey는 바쁘게 들어와서는 그녀의 지각에 대해 매번 합리적인 변명을 하려는 것처럼 보였다. Kelsey는 빨리 배우는 학생이었다. 그녀가 강한 학생이라는 것은 분명했고, 그녀가 특별히 급성 치료 환경에 관여하는 것처럼 보이지는 않았지만, 그녀는 겁먹지 않고 적절한 수준의 치료를 잘 제공하였다. Margie가 걱정했던 것은 치료가 행해질 때, 그녀가 생각했던 수준이 아니었다는 것이었다. Kelsey는 최소한의 것만 제공하는 것처럼 보였다. 더 걱정되는 것은 Kelsey는 자신은 전혀 문제가 없다고 생각하고 있으며, 몇몇 환자들에게 있어 거의 무신경해 보이는 행동과 편견을 보이는 태도였다. 처음 몇 주 동안 Margie는 환자의 체중과 성별 그리고 종교에 대한 몇 가지 언급을 무시했다. 그녀는 Kelsey에게 그 의심의 힌트를 주고 그녀가 적응할 때까지 약간의 여유를 주고 있었다. 목요일 오후 마침내 Margie는 자신이 한계에 부딪혔다고 느꼈다. Kelsey가 매번 늦게 들어오는 것을 지적했을 때, 그녀는 "항상 치료 준비가 되어 있었고, 그것이 가장 중요한 것 아닌가요?"라고 말했다. Kelsey는 아침에 Margie를 간호 스테이션에서 만났고, "Myers 씨가 탈의실로 자리를 비워서, Myers를 치료하지 못했어요. 솔직히 말해서 그는 물리치료를 받을 필요가 없어요. 이건 시간낭비에요."라고 큰 소리로 말했다. Margie는 충격을 받았지만, 평소처럼 침착한 태도를 일관하며 Kelsey의 추론을 더 잘 이해하려고 노력해보았다. Kelsey는 일반적인 의학 분야의 다른 많은 환자처럼 Myers 씨에게 정말 물리치료가 필요하지 않았다는 것을 분명히 말하면서 공유하고자 했다. 그는 단순 노화로 인해 아픈 것으로 물리치료의 효과가 적으며, 그를 치료하면 물리치료의 효과가 높은 정형외과 운동선수들의 물리치료 시간을 빼앗는 것이다. Margie는 이 혼란스러운 상황의 조각들을 모아보기 시작했다. Kelsey는 종종 다양한 이유로 일반의학(general medical) 층의 환자들을 취소하고 정형외과 층의 환자를 치료하며 시간을 보냈다. 또한 그녀는 환자가 너무 피곤하거나 치료에 집중하지 못한다고 주장하며 치료시간을 단축했다. 두 번이나 그녀는 Margie에게 Rivera 부인이 '불법체류자'임을 언급하며 의료서비스가 필요한 열심히 일하는 사람들은 정작 치료받지 못한다며 물리치료를 받을 자격이 없다고 말했다. Margie는 그것이 다소 썰렁한 유머의 시도라고 생각하면서 그 언급을 무시하려고 했다. Kelsey는 Rivera 부인의 차트를 읽지 않았는가? 그녀는 지역 중학교에서 은퇴한 교장 선생님이었다. Margie는 밤새도록 그것에 대해 생각해보았고, 다음 날 아침 그들이 환자를 보기 시작하기 전에 Kelsey 옆으로 다가가 말했다. "몇몇 환자들을 대하는 당신의 태도에 대해 걱정이 돼요. 그것은 당신과 환자들과의 관계에 있어 해롭다고 느껴지며, 당신의 치료계획에 영향을 주는 것처럼 보입니다." Kelsey는 약간 놀라고 방어적으로 보였지만, Margie에게 자신의 평가에 따라 치료가 필요한 사람인지 아닌지를 결정할 책임이 있다고 설명하였다. Margie는 치료계획을 결정하는 것이 전문적인 책임이라는 것을 부인하지는 않았지만, 고려되어야 할 점은 임상적인 결과만은 아니었다. Kelsey는 정말로 물리치료를 해야 하는 사람들에게만 물리치료를 제공하기를 원했고, 그것이 그녀가 졸업 후 외래진료소에서 일하고 싶은 이유라고 대답했다.

Margie는 임상적으로 Kelsey의 기술이 졸업반에 있다는 것을 부인할 수 없었지만, 그녀의 직업적인 행동은 경각심을 불러일으켰다. Kelsey는 환자에게 무례하고 차별적인 편견을 보이며, 잘 꾸며진 변명으로 은폐하려 했지만, Margie에게는 경각심을 불러일으켰다. 현재 진행 중인 Kelsey와의 논의는 학교의 코스를 떠난 그녀의 행동을 바꾸는 데 거의 아무런 도움이 되지 않았고, Margie는 임상수행기관(Clinical Performance Instrument, CPI)에서 발견된 자신의 걱정을 학교에 보고해야 할지 확신하지 못했다. 유능하고 안전하며 효율적인 임상가를 졸업시킬 책임은 궁극적으로 학교에 있지만, 학술기관은 입문반 수준을 가진 학생들의 자격에 영향을 미치는 상황을 그들에게 보고하기 위해 임상 현장에 의존해야 한다.

고려와 반영

Margie는 미래의 동료 Kelsey가 치료사가 될 수 있는 임상적 능력을 충분히 갖추고 있지만, 직장에서 그녀의 행동은 확실히 예측하기가 어려웠으며, 실습에 큰 영향을 끼친다고 우려한다. Kelsey는 환자마다 다르게 대했고, 그녀의 말에 따르면 그것은 편견의 근거가 있는 것처럼 보였다. Margie는 지각 이외에 Kelsey의 매우 골치 아픈 행동을 효과적으로 말하는 것이 매우 어려울 것이라는 것을 알고 있다. Kelsey의 부족한 문화 감수성과 차별적 성향은 모두 그녀의 임상적 의사결정과 직업적 판단에 영향을 미친다.

윤리적 의사결정 과정을 거친 후, 어떤 조치를 제안할 것인가?

윤리적 의사결정 워크시트

사례: ______

영역 Jack Glaser(1994)

개인	조직/기관	사회
환자/고객은 개인 간의 권리, 의무, 관계 및 행동에 중점을 둔다.	조직은 조직적 또는 제도적 목표를 촉진하는 구조 및 시스템에 중점을 둔다.	공익에 중점을 둔다.

영역: ______

이론적 해석: ______

______

개별 프로세스: James Rest(1994, 1999)

도덕적 민감성	도덕적 판단	도덕적 동기	도덕적 용기	도덕성 (Hannah & Avolio, 2010)
윤리적 상황 인식, 해석 및 구성	옳고 그른 행동. 선택지 생성, 윤리적 원칙 선택 및 적용	다른 가치보다 윤리적 가치에 우선순위를 둠. 전문성은 윤리적 행동의 주요동기임	선택한 윤리적 행동 시행과 계획의 발전	도덕적 주인의식, 용기 및 자기 효능을 포함한 의사결정 포함

개별 프로세스: ______________________________

이론적 해석: ______________________________

____

상황

Swisher et al. (2005) adapted from Kidder

쟁점/문제	딜레마	곤경	유혹	침묵
중요한 가치가 있음	두 가지 선택적인 행동 과정: 권리 vs 옳은 결정	옳은 행동은 알려져 있지만, 임상가가 수행할 수 없음	옳고 그름 사이의 선택	가치가 도전받고 있지만, 이에 대해 말하는 사람은 없음

상황: ______________________________

이론적 해석: ______________________________

____

물리치료 보조원의 윤리적 원칙 및 윤리적 행동 기준(부록 A 및 B 참조)

물리치료사 윤리강령(원칙) 코드	이론적 해석	물리치료 보조원 윤리규범(기준)	이론적 해석

제안된 행동:

찾아보기